NOTAS DA MAMÃE MORRENTE

Marina Lima

Notas da Mamãe Morrente

Copyright © 2025 Marina Lima
Notas da Mamãe Morrente © Editora Pasavento

Editor
Marcelo Nocelli

Revisão
Marcelo Nocelli
Natália Souza

Imagem de capa
Ágatha Pereira

Design e editoração eletrônica
Negrito Produção Editorial

Dados Internacionais de Catalogação na Publicação (CIP)
Bibliotecária Juliana Farias Motta (CRB 7/5880)

Lima, Marina
    Notas da mãe morrente / Marina Lima -- São Paulo: Pasavento, 2024.
    192 p.: 14 x 21 cm

    ISBN 978-85-68222-52-2
    Contém dados biográficos

    1.Filhos – Morte – Aspectos psicológicos. 2. Perda (Psicologia).
3. Sofrimento. I. Título.

L732n   CDD 155.937083

Índices para catálogo sistemático:
1. Filhos – Morte – Aspectos psicológicos
2. Perda(Psicologia)
3. Sofrimento
4. Maternidade

Todos os direitos desta edição reservados à:

EDITORA NOCELLI LTDA.
www.reformatorio.com.br

Para Leon, o ser que mais me fez amar e crescer.

Contents

Sumário	7
Prefácio	9
Prólogo	17
A depressão	21
A negação	55
A esperança	73
O transplante	85
A revolta	115
A barganha	141
A aceitação	169
Epílogo	181
Posfácio	187

Sumário

Prefácio (por Márcia Puato Vieira Pupim)............. 9

Prólogo... 17
Capítulo 1: A depressão........................... 21
Capítulo 2: A negação............................. 55
Capítulo 3: A esperança........................... 73
Capítulo 4: O transplante......................... 85
Capítulo 5: A revolta............................. 115
Capítulo 6: A barganha............................ 141
Capítulo 7: A aceitação........................... 169
Epílogo... 181

Posfácio (por Karina Barradas) 187

Prefácio

"Como vocês conseguem?"

"Como podem trabalhar vendo tanto sofrimento?"

"Por que escolheram uma área tão triste?"

"Como propõem um tratamento tão doloroso e sofrido, sabendo que muitas vezes não terão bom resultado?"

Essas são perguntas que ouvimos com frequência quando trabalhamos com pacientes portadores de doenças que ameaçam a vida. E que me foram feitas pela Marina, autora deste livro. Pode parecer um trabalho insuportável para muitos, mas coloco aqui alguns conceitos e experiências que podem, talvez, respondê-las.

Os pacientes que têm indicação de um transplante de medula óssea (TMO), normalmente, já passaram por muitas experiências durante o tratamento inicial, certamente dolorosas, desconfortáveis, assustadoras, angustiantes e frustrantes: não curaram a doença. Chegam pais, crianças e adolescentes cheios de esperança de cura. Mesmo cientes de que o sucesso não é garantido, essa é a única opção.

Igualmente, nós, profissionais de saúde, cientes das estatísticas e possibilidades de melhora ou cura, iniciamos os tratamentos com a ideia de que aquele paciente merece 100% de dedicação. Senão, como começar? Não faz sentido entrar num jogo pensando desde o início que vamos perder.

O objetivo é a cura, mas, até lá, há um longo e inexorável caminho. Sabemos que serão necessários procedimentos dolorosos, muitas restrições, haverá dias bons e outros não tão bons, cansaço e desespero intercalados com momentos de glória. Mas encaramos como intervenções necessárias e parte do processo. Temos, como um dos objetivos, minimizar o sofrimento como um todo, sempre. E considerando que o sofrimento não é apenas físico, mas emocional, familiar, social e mesmo espiritual.

O acompanhamento com as equipes de Cuidados Paliativos está indicado para portadores de doenças que ameaçam a continuidade da vida, com o intuito de aliviar seu sofrimento, bem como de seus familiares, proporcionando conforto e melhor qualidade de vida. Portanto, indicado para os pacientes do TMO. Esse trabalho não é feito apenas por médicos, mas por uma equipe multidisciplinar, contando com Enfermagem, Psicologia, Fisioterapia, Fonoaudiologia, Terapia Ocupacional, Capelania, Serviço Social. Inclui todos os que estão envolvidos no cuidado desse paciente, como copeiras, funcionários da higiene, do transporte e muitos outros. Fazem parte da história.

Estamos todos juntos nesse período tão desafiador, de coração e alma, mais um tanto de conhecimento técnico. E continuamos depois do sucesso ou do desfecho indesejado. Muitas vezes nos vemos no dever de dizer que a melhor escolha não é o transplante ou, ao longo do tratamento, reconhecer que a resposta não foi a desejada. Que novos tratamentos, se disponíveis, não trarão benefícios. Que o melhor seria priorizar conforto e qualidade de vida.

Muito difícil ouvir, tampouco fácil para nós falarmos. Existem técnicas explicadas em cursos, roteiros e livros extensos sobre como dar más notícias, mas estar lá nesse momento exige, acima de tudo, clareza e compaixão. A sensação de frustração é imensa e o desejo de oferecer algum conforto é evidente em cada membro da equipe.

Percebo que nesse caminho há tanto aprendizado para todos que me parece algo mágico ou divino. Aprendemos diariamente com essas crianças e adolescentes, que são de algum modo iluminadas, especiais e nos mostram uma visão diferente da realidade. Têm uma sabedoria e uma força que não sabemos de onde vem.

Há alguns anos, tive que explicar para uma criança de 5 anos que ela precisava fazer uma colostomia. Com muito cuidado para que não ficasse assustado, expliquei, fiz desenhos e depois de tudo, ele me disse: "entendi! É como ter um bumbum na barriga. Eu topo!". E foi a melhor explicação que eu já ouvi sobre o que é uma colostomia.

Espíritos evoluídos? Seres predestinados a cumprir uma missão por curto período? Carma? Apenas o acaso? Não acredito em acasos. Como explicar as frases que o Leon dizia, principalmente nas últimas semanas, e são contadas nesse livro? Não temos essas respostas, pelo menos por ora, mas cada um pode pensar no que mais lhe conforta.

Aprendemos com eles e suas famílias: mães, pais, irmãos, avós, tios, babás. Resiliência, devoção, amor, cuidado, companheirismo, tolerância, paciência, mais e mais amor. Ler esse livro me fez lembrar de todos os familiares do Leon com muito carinho e todo o meu respeito.

Valter Hugo Mãe escreve em "Deus na Escuridão": *"Deus é exactamente como as mães. Liberta Seus filhos e haverá de buscá-los eternamente. Passará todo o tempo de coração pequeno à espera, espiando todos os sinais que Lhe anunciem a presença, o regresso dos filhos. (...) "Deus está na escuridão, e tacteia por toda a parte na vontade intensa de um toque, do aconchego do corpo dos filhos, um gentil toque ou um abraço".*

"Como sobreviver à perda de um filho? A um futuro sonhado, planejado e não vivido?" Marina e tantas outras mães que passam por isso nos ensinam, entre muitas lições, que podem encontrar um significado para o seu sofrimento e (re)viver, a despeito da dor devastadora.

Cuidar de alguém em sofrimento exige autocuidado. E cada um pode recorrer ao que lhe dá paz e equilíbrio, ao que lhe é sagrado: terapias, contato com a natureza, exercícios físicos, leituras ou o que for. Isso também é muito importante para nós, profissionais, que nos vemos às vezes como canta Djavan: *"Sabe lá, o que é não ter e ter que ter pra dar? Sabe lá, nos arredores do amor quem vai saber me guiar?".* Percebo nesses familiares mudanças, superações, crescimento emocional e espiritual ao longo de suas histórias.

A vida do Leon foi curta e intensa. Desde o nascimento até o último dia, como é contada nesse livro. "Você é forte como um leão" – ouvi a Marina dizendo a ele com muita frequência. E "Forte como um Leão" deu origem a um novo manuscrito. Leon, leão, vestido com roupa de leão.

Muitas vezes o vi fazendo carinho e consolando a mãe enquanto chorava. Ele passava a mãozinha em seu rosto e dava beijos, com o olhar mais doce deste mundo, nos momentos insuportáveis para ela e também em todos os outros. O olhar do Leon é inesquecível! Aprendi que as crianças sabem muito mais do que imaginamos e que um olhar pode fazer valer o nosso dia. Que a espiritualidade está presente nas crianças, mesmo sem nenhuma noção de transcendência, de Deus ou como prefiram chamar.

No último dia de vida do Leon, eu não estava no hospital. Quando cheguei, ele já havia partido, no colo da mãe, sob os cuidados amorosos de toda a equipe. Fiquei arrasada. Entendi que também precisava me despedir. Todos os envolvidos no cuidado também passam pelo luto da perda de um paciente querido.

O luto não acaba. Estará sempre dentro de nós. Mas, com o tempo, vai ocupando um lugar próprio, menos insuportável e devastador. Dizem que o tempo cura, que com o tempo vai doer menos. Mas o tempo não cura nada. Quem cura ou ameniza a dor somos nós mesmos, que usamos nossos recursos para poder nos encaixar numa nova realidade, sem o ser amado.

Por fim, quero deixar o relato de uma vivência que muito me marcou e me faz continuar nesse caminho. Adolescente, 13 anos, leucemia sem possibilidades de cura. Entro no quarto e o encontro sozinho, disse que estava irritado, cansado, ansioso e tenso. Ofereci uma massagem nos pés ou na cabeça. Escolheu nos pés. Ao final, ele disse que estava melhor e perguntou: "você sabe quantas pessoas existem no mundo?" Eu não sabia e não entendi o que pretendia com essa pergunta. Ele: "7 bilhões. E só você fez massagem nos meus pés".

Acredito que estou no lugar certo, fazendo o que amo e que não há nenhuma sensação melhor nesta vida do que aliviar o sofrimento de alguém. Percebo isso nos outros profissionais da equipe e tenho certeza de que também estou falando por eles. Nem sempre podemos garantir a cura, mas podemos tentar juntos, com amor e compaixão, acolhendo e amparando, pensando na vida com qualidade ou na morte digna e sem sofrimento. Que existe, sim, algo acima de nós que nos inspira, nos mostra o caminho e coloca nele outros seres e situações que nos fazem pensar, nos levam ao despertar do nível mais profundo de nossa consciência e a aprender.

Sentimo-nos honrados e nos tornamos pessoas diferentes depois de fazermos parte de tantas histórias e das vidas dessas pessoas. Às vezes, penso: "quem trata de quem?" Então, respondo à pergunta inicial: "continuamos porque podemos ser as únicas no mundo a ter a honra de fazer massagem nos pés de alguém".

Boa leitura!

Márcia Puato Vieira Pupim, pediatra intensivista e médica de cuidados paliativos da equipe de TMO do Hospital Samaritano, em São Paulo.

E quando grandes almas morrem,
depois de um período a paz floresce,
lenta e sempre
irregularmente.
Espaços se enchem de uma espécie de
vibração elétrica calmante.
Nossos sentidos, restaurados, nunca mais
os mesmos, sussurram para nós.
Eles existiram. Eles existiram.
Nós podemos ser. Ser e ser melhor.
Pois eles existiram.

MAYA ANGELOU
Quando Grandes Árvores Caem

Prólogo

Desde pequena, eu pressentia que um dia teria um bebê de olhos azuis, mas guardava esse segredo para mim e poucas vezes ousei falar isso com a voz para fora. Leon nasceu exatamente como eu sonhei, e foi o encontro com um sentimento conhecido, mas numa grandeza desconhecida: o Amor. No entanto, algumas semanas depois de completar um ano e meio de vida, ele adoeceria de forma abrupta e agressiva e flertaríamos com a morte desde o primeiro dia na UTI. Depois de um ano e sete meses de hemodiálise, intubações, cirurgias, dúvidas sobre o diagnóstico, dezenas de remédios e de exames complexos, quimioterapias, infecções, complicações, um transplante e uma pneumonia, a morte viria buscá-lo.

No livro "Teoria King Kong", Virginie Despentes afirma que *"todo trauma tem a sua literatura"*. Porém, nos inúmeros livros que li e pesquisei sobre luto e morte, não encontrei uma literatura para o meu trauma. Porque as reflexões sobre esses temas tão delicados (tabus?) parecem não comportar a morte de bebês e crianças, seres em formação cujas vidas foram inviabilizadas, ceifadas. Por isso, debruçar-me sobre o assunto é quase como um artista se debruçar sobre a folha em branco. O que falar sobre isso? Quantas pessoas pararam para refletir sobre a "morte de anjos"? Por outro lado, a dor pela perda de um filho é "a pior dor que uma vida humana pode suportar" – seria esta frase uma unanimidade em todas as culturas humanas? Preciso falar que eu morreria em seu lugar?

O esforço deste livro, de narrar uma dor inenarrável, é fruto, antes de qualquer coisa, da necessidade de inventar um sentido para o luto. Para além do consolo da minha amorosa rede de apoio, traduzir em palavras uma experiência extrema de amor e de dor, de vida e de morte, é confiar que a escrita pode abrir um caminho para elaborar uma dor que tende a me aprisionar em mim mesma. É uma luta para me colocar diante do espelho, encarar a dor numa prática de resistência e fazer dela uma experiência compartilhada. Afinal, se não partilhamos a dor, corremos o risco de acreditar que estamos sozinhos e, pior, corremos o risco de ser destruídos por ela.

Como Annie Ernaux, no livro "O Acontecimento", sinto que *"o verdadeiro objetivo da minha vida talvez seja apenas este: que meu corpo, minhas sensações e meus pensamentos se tornem escrita, isto é, algo inteligível e geral, a minha existência completamente dissolvida na cabeça dos outros"*. Recentemente, ouvi uma oração budista: *"que eu tenha sofrimento suficiente para despertar em mim a mais profunda compaixão e sabedoria possíveis"*, e esse talvez seja o cerne da questão. Um sofrimento partilhado pode ajudar a transformar a dor em compaixão e a compreender a experiência coletiva do ser humano. Com este livro, espero apoiar outras pessoas que vivem ou viverão processos de luto, especialmente as "mães de anjos", como eu.

No livro "Sobre a Morte e o Morrer", a psiquiatra Elisabeth Kübler-Ross divide o luto em cinco fases: negação, revolta, barganha, depressão e aceitação. A primeira fase é a negação, uma espécie de *"para-choque depois de notícias inesperadas e chocantes"*, em que negamos o que aconteceu, até conseguir usar *"mecanismos de defesa menos radicais"*. A negação inicial acontece porque somos imortais no nosso inconsciente, e a notícia de uma doença grave nos coloca de frente ao fantasma da morte. Quando paramos de negar a doença ou a morte e nos conectamos com a realidade, entendemos que não é possível reverter a situação, e o sentimento que passa a predominar é a revolta; é o estágio do "por que comigo?". Já na fase da barganha, buscamos soluções para sair da realidade dolorosa, entramos em *"algum tipo de acordo que adie o desfecho inevitável"* e apelamos a Deus, ao universo e/ou à vida uma recompensa pelo sofrimento. A depressão é a fase da introspecção por excelência, em que as sensações de impotência e de melancolia são tão extremas, que buscamos o isolamento do mundo externo. Nessa fase, predominam a apatia, o desânimo, a falta de perspectiva e de vontade de realizar as atividades mais básicas, por isso, é preciso vigiá-la para não se tornar um luto patológico. Por fim, a aceitação é considerada a última fase do luto por ser o momento a partir do qual conseguimos enxergar a realidade e, ainda assim, aceitá-la: por meio da nossa reinvenção, que requer um trabalho ativo, seguimos adiante. A divisão do luto em fases não é nítida, e uma fase não acaba quando a outra começa, pelo menos foi assim que eu vivi e vivo o luto, muitas vezes enfrentando todas as fases ao longo de um mesmo dia. Por isso, não respeitei a ordem identificada por Kübler-Ross na nomeação dos capítulos do livro; além disso, acrescentei outros dois capítulos, que intitulei de "a esperança" e "o transplante". Ao aceitar a morte do meu filho, eu não retornei para o mesmo mundo. Hoje, tudo transborda significados, vejo sinais divinos onde antes não via, tenho clareza do meu propósito de vida, aprecio cada instante de alegria, não me desespero nas aflições, sei mais sobre amor, desapego e transitoriedade, não aceito nada que não seja puro e verdadeiro e eleve o meu espírito, faço trabalho voluntário para nutrir um dos mais nobres sentimentos humanos, a gratidão, e não temo mais a morte.

CAPÍTULO 1

A depressão

Ando muito completo de vazios.
Meu órgão de morrer me predomina.
Estou sem eternidades.
Não posso mais saber quando amanheço ontem.
Está rengo de mim o amanhecer.
Ouço o tamanho oblíquo de uma folha.
Atrás do ocaso fervem os insetos.
Enfiei o que pude dentro de um grilo o meu destino.
Essas coisas me mudam para cisco.
A minha independência tem algemas.

MANOEL DE BARROS, "Os deslimites da palavra"

A realidade sem o Leon é tão assustadoramente dolorosa que, às vezes, parece mentira. É antinatural demais uma criança morrer. Não parece real, não pode ser real. Quero gritar, fugir, morrer, quando o que eu só queria mesmo era amar. Mas aquela doença nefasta tomou o meu amor e o estraçalhou em mil grãos de areia. Essa massa amorfa a que eu fora reduzida poderia transformar-se numa nebulosa a colorir o universo para, então, voltar à Terra como uma partícula que guarda a unidade do todo, pronta para fazer a "revolução molecular" de Guattari, eu que sempre sonhei com a revolução.

Mas as divagações e a poesia que busco não me fazem sentir menos dor. A vida ao redor está coberta de morte, e tudo que está vivo um dia morrerá. Hoje eu sei disso mais do que ontem, mais do que nunca. Tudo que é vivo morre. Crianças morrem. Meu filho morreu. Dizem que eu nunca mais serei a mesma. Não precisava alguém me dizer isso. É algo que a gente sabe, mas não sabe como sabe, acho que nasce sabendo.

Um desafio permanente querer seguir. Ser inteira. Pura. Leon costumava pedir "puro", não gostava das coisas misturadas. A comida, por exemplo: antes da doença, ele gostava do sabor de cada comida individualmente; depois da doença, ele nunca mais comeu direito (os problemas no fígado e, como consequência, ou paralelamente, no estômago, na velocidade da digestão, ou intensificada pelo uso maciço de remédios que alteram o paladar, além de outros efeitos colaterais). Acho que a morte me roubou a chance da felicidade "pura". Acho que eu nunca mais vou vivê-la. E isso é tão ou mais assustador do que a dor que devora as minhas entranhas.

Me falaram que um luto como o meu produz uma sombra com a qual vou precisar conviver para sempre, pesada, muito pesada, vou carregá-la nas costas, no peito, no ventre. Com o tempo, dizem, ela vai ficar cada vez menor e mais fácil de carregar. Estou de pé, dou passos lentos, vacilantes, certa de que, para sempre, vou precisar de apoios para me equilibrar junto da sombra. Levarei Leon sempre comigo. Até o meu fim, até a morte me levar por completo.

Leon nasceu e ganhou uma marquinha de fórceps parecida com marca de catapora no canto superior da sobrancelha esquerda. Ao longo da sua breve vida, ganharia outras marcas, e não por conta das travessuras de criança: no pescoço, na barriga, no peito e nos dois braços, marcas dos cateteres para as medicações endovenosas; na barriga, a marca da sonda para a dieta enteral (gastrostomia); no nariz, a marca de uma sonda nasogástrica mal colocada no primeiro dos três hospitais onde passamos, que quase lhe decepou a cartilagem.

Estamos agarrados em cima da cama que veio da UTI, e me pedem para levantar e posicioná-lo sobre a mesa cirúrgica. É sempre assim. Nas inúmeras vezes em que precisou fazer algum procedimento no centro cirúrgico, eu o coloco sobre a mesa cirúrgica, ele chora, eu o abraço, enquanto o anestesista prepara a máscara para fazê-lo dormir. Ele dorme, e então uma médica da equipe de oncopediatria me leva até a saída, com a promessa de me comunicar o passo a passo do procedimento e me chamar quando ele estiver prestes a acordar da anestesia. Dessa vez, eu sei que ele não vai acordar. Seguirá intubado depois de fazer a biópsia do pulmão, e nos veremos diretamente no quarto da UTI. Estou paramentada com roupa, touca e película cobrindo os sapatos, adequada para aquele lugar asséptico. Leon também tomou banho com solução de clorexidina e está de jejum desde às 12h30. O relógio marca 20h30. Eu tinha conversado com a equipe médica naquela manhã. O caso era grave. Inexplicavelmente, seus pulmões pioravam dia após dia, não obstante o número elevado de medicações para cobrir todos os possíveis diagnósticos. A biópsia era a última chance para descobrir o que ele tinha e mirar na doença com assertividade.

É terça-feira, 30/05/23. O cirurgião torácico, um renomado professor da USP, viajaria na manhã seguinte e ficaria fora de São Paulo por uma semana. Combinamos de esperar o retorno dele e intubar o Leon antes disso, caso os pulmões continuassem piorando. Quando, no final daquela manhã, a Dra. Adriana me escreve dizendo que convenceu o cirurgião a fazer a biópsia naquela noite. Por isso, Leon precisaria começar o jejum imediatamente. Ele passaria o dia bem, brincando e montando quebra-cabeças, seu mais novo *hobby*. No meio da tarde, minha irmã e cunhado chegariam. As médicas autorizariam a entrada da sua priminha Tereza, para que o tão sonhado encontro entre eles finalmente acontecesse. Deu um nó no peito a autorização da entrada de uma recém-nascida na UTI pediátrica num período em que as infecções respiratórias mais se propagam. "O risco de vida do Leon supera o risco de a Tereza contrair uma infecção", pensei – e gelei. Algo dentro de mim dizia que seriam nossos últimos momentos em família, mas eu já sentira isso outras vezes e afastei esse pensamento.

Leon adormece no fim da tarde. Acorda pedindo água, quando somos surpreendidos pela chegada da Tereza. A Dra. Carla está munida de celular e filma o encontro, como eu havia pedido. Leon acaricia o rostinho da prima, posicionada ao lado dele na cama. É a Tetê que ele viu crescer dentro da barriga da "tia Pepê" com tanto fascínio; a tia Pepê que arrancava risadas dele, ao reproduzir a cena do parto, e que ele estranhou quando viu sem o barrigão.

Leon foi internado no dia 11/04 para tratar um vírus no intestino, e a Tetê nasceu no dia 18/04. A essa altura, passados cinco meses do transplante, eu jurava que ele estaria com a saúde, senão plenamente restabelecida, fortalecida a ponto de correr na praia e segurar a priminha sob a nossa supervisão. Nem no pior dos pesadelos eu poderia imaginar que uma internação programada para três semanas se prolongaria por conta de uma pneumonia contraída no caminho. Mas aconteceu. Uma pneumonia transformou-se num monstro desconhecido que precisaria de biópsia para ser decifrada, já que tomava os seus pulmões de maneira avassaladora.

O cirurgião torácico conversou comigo sobre a possibilidade de biópsia: "não queremos fazer porque é um procedimento invasivo, fazemos um pequeno corte no tórax e ele sai com dreno e intubado da cirurgia". A palavra "intubado" fez as minhas pernas bambearem. Antes desse problema no pulmão, eu jamais imaginei que pudesse ver o meu filho intubado novamente. De todas as coisas horríveis que vivemos (e foram muitas), vê-lo intubado foi a pior de todas. E ali estávamos naquele 30/05. A família reunida horas antes de ele fazer o procedimento que evitamos ao máximo. Às pressas. A tentativa derradeira para diagnosticar o que ele tinha e saber se era "tratável".

Leon pede água, mas não pode ser atendido por conta do jejum. Ele não dá a bola toda que eu fantasiei que daria para a Tetê e logo pede "montar, montar". Quer exibir a sua mais nova habilidade para a prima. Encaixa rapidamente a sequência de pecinhas do quebra-cabeça, espiando se ela está de olho, mas Tereza dorme placidamente. "Vamos rezar?", minha mãe sugere. Ele larga as peças sem titubear, e sua mão direita procura a mãozinha da prima. Sem entender porque ela não lhe dá a mão, repreende "Tetê!", enquanto abre os dedinhos dela à força. Damos risada. Rezamos.

Pouco tempo depois, no centro cirúrgico, eu o engano mais uma vez dizendo que a água já vai chegar. Ele chora, ao entender onde está. Olho fundo nos seus olhos, enquanto o consolo: "você confia na mamãe?" Ele faz que sim com a cabeça e para de chorar. Eu o abraço com força e apoio a cabeça sobre o seu ombro. "Está tudo bem, meu amor". Ficamos em silêncio por alguns instantes. Sinto uma paz estranha. Um silêncio raro. A máscara anestésica chega. Nosso abraço se dissolve. Nós o deitamos. Eu apoio a cabeça sobre a sua barriga e inalo resquícios daquele ar entorpecedor. Levanto a cabeça num impulso e vejo que ele já dormiu. Vou embora. Se eu soubesse que seria o nosso último abraço, o que eu faria? O que diria? Como o abraçaria?

Minha tia falou para a cunhada, que falou para a esteticista, que falou para a cabelereira, que perguntou para a minha mãe porque o pai do Leon nunca veio visitar o filho doente – se, para cada pergunta "e o pai?", ouvíssemos um sincero "o que posso fazer por vocês?", quiçá o fardo dos dias no hospital tivesse se abrandado.

Tudo começa com a "história criativa" – nas palavras da minha terapeuta – de como eu consegui engravidar. Acho que o meu desejo de ser mãe era maior do que o de ter uma família e, como eu temia não encontrar o parceiro ideal para construir uma família, arrisquei ter um filho com o genitor do Leon – isso logo resultaria no mesmo que ter um filho sozinha, ser mãe solo.

Eu conheço o genitor desde 2006. Na verdade, nos conhecemos nas últimas horas de 2006, quando nos preparávamos para a festa de réveillon na casa que ele dividia com um amigo de Paraty, em Florença. Fizemos uma ceia todos juntos, eu, a Mariana, minha irmã, três colegas de faculdade mineiros que eu conheci em Bolonha, o genitor e seu coinquilino. Como eu tinha muitos contatos em discotecas de Florença (onde eu já havia morado) e meu namorado da época, o Domenico, era de lá, arrumei um trabalho para todo mundo numa festa de réveillon, todos nós no bar fazendo *drinks* – o cachê era de cento e cinquenta euros, o triplo do que se pagava numa noite comum para o mesmo serviço. Todo mundo topou, seria uma diversão garantida para o nosso grupo no ápice da juventude. Conhecer o genitor naquela noite foi o impulso que eu precisava para terminar meu relacionamento com o Domenico, que se arrastava já fazia algum tempo. Nossa conexão foi imediata, e ele viajou de trem conosco de volta para Bolonha. Naqueles dias, começamos a namorar e ficamos juntos o ano de 2007 entre idas e vindas e viagens entre Bolonha, Florença e Pisa, onde a sua avó – uma senhora muito gente boa que eu passei a gostar – vivia e onde alternávamos os finais de semana.

Terminamos o relacionamento definitivamente em 2008, mas eu nunca deixei de ter contato com a sua mãe, Daniela, que vivia entre Paraty e Pisa. Ao longo dos anos, a Dani me hospedaria em Paraty diversas vezes e manteríamos conversas com certa frequência, trocando confidências e reflexões. Ela se preocupava com o filho, especialmente depois de descobrir um câncer no pulmão em meados de 2017, que a fez viajar às pressas para Pisa na esperança de receber um diagnóstico diferente do que recebera no Brasil. Infelizmente, os médicos italianos também lhe deram poucos meses de vida; o câncer era inoperável. Ela me escreveu: "eu não quero morrer agora, quero morrer velhinha como a minha mãe". Aquelas palavras caíram como uma bomba sobre mim, nunca ninguém tinha me falado da morte assim tão cruamente, era como se morte ganhasse uma cara, um cheiro, uma presença. Lembro-me de compartilhar com a minha irmã o espanto que essa mensagem me causou e me aconselhar sobre a melhor resposta. Eu não podia dizer "tenha fé, vai ficar tudo bem", se a sentença de morte já fora decretada. Ao mesmo tempo, não podia dizer "tudo bem morrer, todos morreremos um dia". Eu me esforcei para me concentrar no legado dela, nas coisas grandiosas que ela fez com tanto sacrifício, que ela era um exemplo para mim e que eu me orgulhava da nossa amizade.

Alguns meses depois daquela mensagem, eu viajei para a Europa, rumo a Londres, com o objetivo de apresentar para produtoras inglesas o meu projeto audiovisual mais ambicioso, a série de animação "Zoe", que coloca os doze deuses do Olimpo grego num universo *cyberpunk*. Antes da viagem a Londres, resolvi visitar a Daniela em Pisa, onde ela escolhera passar seus últimos dias de vida. Minha ideia era ficar lá por, no máximo, três dias, mas ela acabou me segurando por duas semanas. Nesse período, pedia para eu conversar com o genitor, ajudá-lo a encontrar um caminho e um trabalho estimulante. Ela sentia uma tristeza profunda pela iminência em deixá-lo sozinho depois de ele já ter perdido o pai, os avós, e o melhor amigo. Ela também estava prestes a morrer e ele ficaria sozinho, sem rumo e deprimido. Na nossa despedida, a Dani segurou firme a minha mão e pediu "nunca saia de perto dele". Ela morreria um mês e alguns dias depois disso, em 28 de outubro de 2018.

De Londres, eu procurei cumprir a promessa, mandando mensagens diárias para o genitor e telefonando-lhe pelo menos uma vez por semana. Meu intuito era encorajá-lo a estabelecer metas de curto, médio e longo prazo. Nessas conversas, eu brincava se, caso eu não encontrasse um parceiro para formar uma família, ele teria um filho comigo. Ele dizia que não fazia sentido uma promessa daquela, eu concordava, mas continuava brincando. Aos trinta e cinco anos, meu relógio biológico corria numa velocidade incontrolável até mesmo para os padrões de uma afoita por natureza.

Em Londres, eu conheci dois rapazes interessantes. Um deles era um executivo de Milão, que tinha mais pressa do que eu para se casar e constituir família, mas o jeito pueril de uma pessoa que "não vota porque não acredita na política", a frivolidade do *"time is money"* e a *hashtag* que ele queria criar comigo *#couplegoals* fizeram crescer um asco irresistível quando eu pensava nele. O outro rapaz era um diplomata inglês que tinha lido "Dom Quixote" no original (meus olhos fizeram coraçãozinho, quando ele contou isso logo no primeiro encontro). Ficamos juntos por quase dois meses, mas ele era mais frio que o ar londrino em janeiro e não suportava dormir do meu lado porque reclamava que eu me mexia demais. Ele precisava respeitar um rígido ritual para conseguir dormir e acordava estressado porque quase nunca tinha sucesso nas noites em que dormíamos juntos. Eu tinha receio do seu mau humor, além disso, ele não queria ter filhos, então, fomos nos distanciando progressivamente, até os encontros morrerem por inanição. Meus dois pretendentes londrinos naufragaram e, com eles, o projeto de curto prazo de ter um filho – eu pensava nas doenças que o feto pode apresentar com o envelhecimento dos óvulos, ao mesmo tempo em que me aterrorizavam os gráficos com as chances de engravidar em declínio vertiginoso depois dos trinta e cinco anos da mulher. Aquilo tudo era muito assustador.

Os pretendentes naufragaram em paralelo à retomada da minha comunicação com Pedro, um homem problemático que eu conheci em São Paulo, em meados de 2017, logo depois que ele se divorciou. Pedro é tão problemático que, no nosso primeiro encontro, mentiu que tinha apenas um filho, quando na verdade tem dois. Justificou a mentira com "tive medo de falar em dois filhos e você não querer fica comigo". Nunca entendi o sentido disso, mas tudo bem. Conversa vai, conversa vem, Pedro decidiu viajar para Londres para me encontrar. Dois meses antes, eu havia pedido que ele cancelasse a viagem, mesmo com passagem comprada, e isso motivou nosso afastamento. Viajaríamos juntos para Veneza, para a Bienal de 2019, onde romperíamos – eu acreditei que o rompimento seria definitivo dessa vez, mas ele voltaria a me assombrar depois da gravidez do Leon. Um detalhe importante: com Pedro eu não poderia ter filhos biológicos porque ele é vasectomizado.

Logo depois da Bienal de Veneza, eu planejei férias para o Brasil, mas, antes, combinei de visitar o genitor em Pisa. Foi nessa viagem que eu engravidei – mais precisamente no dia 12 de agosto de 2019. Depois de umas cervejas e muitos baseados a mais, tivemos uma relação sexual sem preservativo e, mesmo não estando no meu período fértil, acabei engravidando.

Já em São Paulo, quando descobri e lhe contei, o genitor ficou extremamente feliz "depois de tantas mortes, finalmente uma notícia de vida". Nós nos esforçamos para imaginar uma vida juntos, mas esse sonho durou pouco: ele viajaria para o Brasil para o meu primeiro ultrassom morfológico e, nessa viagem, concluiríamos, com quase nada de civilidade, que nossas incompatibilidades nunca se apaziguariam.

No entanto, eu jamais imaginaria que ele ficaria tão distante de mim ao longo da gravidez e, sobretudo, tão distante do filho ao longo da sua breve vida. Porque ele sempre foi amoroso com seus animais e abandonou sua vida e carreira artística em Roma para cuidar da avó doente em Pisa. Porém, nunca fez questão de participar da vida do Leon, por mais que eu tentasse envolvê-lo desde a gestação. Não veio para o parto, conheceu o filho somente com quatro meses de vida e voltou a vê-lo somente em seu aniversário de um ano, comemorado junto com o batizado para o qual ele se atrasou porque perdeu o voo de conexão em Amsterdã.

Eu nunca me perdoei por ter dado um pai emocionalmente ausente para o meu filho (ele sempre pagou pensão, então, nunca praticou o "abandono econômico"), mas essa culpa se intensificou ao longo da doença. Ele nunca visitou o Leon no processo de um ano e sete meses de doença, por mais que eu implorasse pela sua presença. Sequer fez o teste de compatibilidade para doar a medula óssea para o filho. Chegou a insinuar que eu envenenei o Leon, provocando a diarreia que desencadeou o processo da doença. Por fim, ele me mandaria mensagem dez dias depois do falecimento do Leon, perguntando *come sta il bambino?*. Os níveis de crueldade que o genitor atingiu são difíceis de entender e de mensurar. Hoje, eu só lamento o fato de ele não ter convivido com o filho que provocou tanto impacto na vida de tanta gente em tão pouco tempo. E espero, de todo coração, que ele se esqueça da minha existência e encontre a paz, longe, bem longe de mim.

Eu entendo as pessoas quererem saber sobre o paradeiro do genitor do Leon no curso de uma doença tão severa, de um tempo tão severo. Sua ausência causa curiosidade mesmo, causa perplexidade. Mas eu nunca entenderei a curiosidade mórbida de uma cidade do interior onde as pessoas perguntavam sobre ele para quem tanto sofria pelo Leon. O foco não seria o Leon? O que terão falado nas minhas costas? Por que essas preocupações provincianas ainda me assombram? Depois de tudo que eu vivi, isso importa? O que importa?

Quando eu soube que crescia um leão dentro de mim, eu o imaginei invencível. Mas Leon nasceu sob o signo da morte. Conseguiu driblá-la várias vezes, mas no final, não conseguiu vencer o joga da vida. Precisou de fórceps para nascer e, devido ao sofrimento fetal, foi intubado minutos depois de sair do meu útero. Escapou ileso de um afogamento. Viveu enjaulado em três diferentes hospitais por um total de onze meses e meio. Sobreviveu a uma insuficiência renal aguda num hospital que, contrariando todas as leis materiais e imateriais, proibia a presença de um acompanhante em tempo integral ao seu lado. Superou uma mancha no cérebro e uma cegueira que desapareceram tão misteriosamente quanto surgiram. Encarou um transplante de medula óssea, suas quimioterapias e efeitos colaterais, como diarreia, inapetência, vômitos, mucosite e perda de cabelo. Foi submetido a dezenas de exames, procedimentos invasivos e medicações fortíssimas ao longo de um ano e sete meses, na tentativa de conter uma doença no sangue rara e severa. Não resistiu a uma "pneumonia de células gigantes", condição raríssima também, como tudo que se abateu sobre ele. Nasceu e morreu intubado.

Leon foi para a UTI na véspera do seu aniversário de três anos e recebeu a extrema-unção no dia do meu aniversário de quarenta anos. Me atormenta imaginar tudo que não viveremos. Me consola lembrar que ele lutou bravamente e nunca se lamentou de nada, ao contrário, sempre colaborou com o tratamento que tentamos deixar o mais lúdico possível, como

Roberto Benigni fazia com o filho pequeno num campo de concentração nazista no filme "A Vida é Bela".

Leon adorava rezar. Quando rezava, o seu pedido para a santinha do vovô sempre era o de "passear". Nos dias finais, dizia que queria "passear sozinho", pedia para "acabar tudo" e implorava "opital não". Acabou. O leão finalmente está livre! Prometo evocar Leon nos olhos de cada criança e visualizá-lo no paraíso tão singelamente descrito por minha prima Fernanda. Daqui, vou me esforçar para acreditar que a espiritualidade está gotejando sabedoria para purificar, aos poucos, o reservatório de águas turvas onde estou mergulhada.

O luto deixa tudo em suspensão. O luto escancara o tédio, ao mesmo tempo em que faz experimentar uma hiperconsciência, uma lucidez à flor da pele quase como um superpoder capaz de captar os pensamentos das pessoas ao redor e de antecipar palavras, gestos e ações – como posso me beneficiar disso? O que sobra, quando tudo é revestido de morte e a espera pelo desconhecido é um suspense perturbador? A vida se torna transitória. Impossível fazer planos de longo prazo. Impossível fazer planos. É sobreviver um dia de cada vez, como o lema de vários grupos de apoio: *"mais um dia"*. Mas esses grupos, em geral, referem-se às vitórias diárias longe das drogas, por exemplo, contabilizam os dias sem drogas. Cada dia sobrevivido sem o Leon não pode ser considerado uma vitória na perspectiva desses grupos de apoio. É uma vitória no sentido que se sobrevive a despeito de uma injusta (e definitiva) mutilação. É uma derrota porque não conseguimos mantê-lo vivo para gozar dos dias conosco. O tempo é abundante, lento, mordaz.

E se eu fizer padecer o corpo para descansar a mente? Dar uma trégua à mente. Eu queria um trabalho em tempo integral, um trabalho alienante onde não soubessem quem eu sou, onde eu fosse invisível, um trabalho que me cansasse as pernas a ponto de eu quase desmaiar no caminho para casa, sentir a máxima dor física para aplacar a dor da alma. Se eu tivesse dinheiro, faria uma cirurgia plástica dos olhos ao dedão dos pés. Acho que vou fazer uma tatuagem. E agendar a retirada da vesícula, onde foi diagnosticada uma pedra no final do ano passado.

A partir de agora, nada mais importa... os planos para o futuro, a moral, os moralismos, a beleza, a velhice, as ilusões, o autoconhecimento, o alívio das angústias, as mentiras que criamos para viver de modo seguro e sereno, o desejo de ser amada, respeitada e admirada, a irracionalidade das paixões, o medo da solidão, os outros, os apetites dos outros, a fragilidade da vida, o milagre da existência, a grandeza do universo, a força da natureza, a falta de controle, a entropia, o caos. O pior que poderia acontecer já aconteceu, *"o mundo é um moinho"*. Ter o meu bem mais precioso roubado pela morte me faz renascer e encarar a mim e ao mundo sem máscaras, do jeito mais autêntico possível.

A gramática impôs a mim, sua fiel e diligente escudeira, a realidade mais dolorosa que uma vida humana é capaz de suportar: a morte de um filho. Já fazia um tempo eu vinha lidando com um campo lexical novo, complexo e aterrorizante do mundo médico-hospitalar. Agora, a morte faz-se viva, é substantivo concreto. Ela está nos meus braços. As interjeições e os vocativos vêm carregados de dor, e os tempos verbais acabaram de mudar. Os pretéritos imperfeito e perfeito apunhalam o peito, condenando de morte o meu presente. Leon era o meu filho. Eu fui a sua mãe. A mãe que perde um filho vira o quê? "Órfã de filho?" Não existe um nome para nós.

Leon viveu três anos, um mês, dois dias e seis horas. Na verdade, podemos subtrair sete dias dessa conta, já que sua última semana de vida só foi possível graças a aparelhos de ventilação mecânica ligados aos seus pulmões. Nos dois últimos dias, um aparelho de ventilação de alta frequência (VAF), que abre os alvéolos num movimento antinatural, deixando-os permanentemente abertos para que a troca gasosa aconteça. A máquina parece saída de uma fábrica da União Soviética da década de 1960, um caixotão bege com enormes botões giratórios que faz o barulho do motor de um fusca enguiçado. O médico da UTI contou que não a modernizam por questões de patente industrial. A máquina de ventilação normal não faz barulho. Ela faz mecanicamente o trabalho que os pulmões não são capazes de realizar: abrir e fechar os alvéolos.

Naquele sábado, 3 de junho, a gasometria venosa do Leon estava muito alterada; o PH do sangue, ácido demais, "incompatível com a vida", nas palavras de uma médica da UTI. O PH foi-se acidificando progressivamente, como mostraram os quatro exames de sangue que ele fez ao longo do dia. Fez uma radiografia também, que saiu completamente branca, o que quer dizer que quase não havia ar dentro dos pulmões. A Dra. Adriana, chefe da equipe de oncopediatria, pediu para a médica plantonista da UTI proná-lo. Esse protocolo, utilizado em larga escala durante a pandemia de covid-19, mostrou-se eficiente para descomprimir os pulmões das pessoas em sofrimento. Significa virar o paciente de bruços. A médica plantonista não teve coragem de pronar porque o Leon estava "muito instável" e qualquer movimento poderia ser fatal. Ao invés disso, ela suspendeu a dieta pela gastrostomia, para que todos os esforços do seu corpo se concentrassem nos pulmões. Ele ficaria sem nutrição alguma, apenas com a glicose utilizada para diluir as medicações endovenosas. Acho que ela esperava a sua morte. Mas não nos disse isso naquele momento. A Dra. Márcia, médica paliativista da equipe de oncopediatria, chegou no meio da tarde e falou para a Mariana, minha irmã, que era questão de horas ou dias, e finalizou: "desculpa dar essa notícia". Eu escutei de soslaio, de pé ao lado da cama do Leon. Fingi não ouvir. Acreditei não ter ouvido. Risquei aquela informação da mente. Sim, foi uma alucinação.

Pedi para a plantonista da noite pronar o Leon, como a Dra. Adriana havia sugerido. Ela concordou. A saturação também estava em queda, o monitor logo acima da cama acusava isso. Estava em torno de 86%, quando deve ser superior a 95%. Ela chamou a fisioterapeuta. Com ela, também chegaram uma enfermeira e duas técnicas de enfermagem. Eu me virei de costas. "Pode vir", me chamaram, quando ele já estava acomodado em sua nova posição de bruços. Ele relaxou. Até então, estava tomando vários "bolinhos de sedação" (como chamam as doses extras) porque se recusava a entrar na ventilação mecânica: "está brigando com a máquina", diziam as médicas para justificar o aumento da sedação. A partir do momento em que ele pronou, não se mexeu mais. E a saturação começou a subir lentamente. Um sopro de esperança para o domingo, 4 de junho, quando as médicas de todas as especialidades se reuniram logo pela manhã para falar conosco. Disseram que ele entraria na "prisma", a máquina de hemodiálise contínua, para ajudar a equilibrar os parâmetros do sangue. E que o padrão de respiração depois de pronado havia melhorado discretamente.

Meu pai chegou na madrugada com a madrinha do Leon, a Lúcia, e o marido dela, o Ademir. Passamos o dia rezando, agarrados na esperança. "Ele já se livrou de tanta coisa, dessa vez não será diferente!" Acreditamos nisso com a maior fé do mundo, mais juntos do que nunca. Até a Lúcia se encheu de coragem para olhar para o Leon intubado e amá-lo bem perto do ouvido com as palavras mais singelas do mundo, como fazíamos em revezamento sem trégua, minha mãe, meu pai, minhas irmãs e eu. A entrada no quarto foi liberada para toda a família em mais um gesto de humanização das equipes pediátricas do Hospital Samaritano.

À noite, restamos no quarto apenas Leon e eu. A gasometria venosa voltou a piorar, e ele precisou entrar na máquina de alta frequência, o tal "fusca enguiçado" que faz chacoalhar das orelhas à lombar. Foi um entra e sai incessante do quarto. A máquina chegou e, mais uma vez, eu me virei para não olhar a manipulação nele. Entrei no banheiro, onde fiquei até o fusca pegar no tranco e assim permanecer num *loop* infinito. O médico plantonista me disse que, em duas horas, pediria um novo exame de sangue para avaliar a gasometria. Com a máquina abrindo os alvéolos permanentemente, "o pH tende a melhorar", ele explicou. Aguardei as duas horas sendo paparicada pela equipe de enfermagem, por quem nutro um sentimento de eterna gratidão. Depois de realizado o exame, passei a atualizar obsessivamente a página do hospital para ver se o resultado da gasometria saía. Eram 3 da manhã quando o médico veio me informar que o resultado ainda não havia sido atualizado, mas o laboratório informara que a gasometria tinha melhorado discretamente. Aconselhou que eu tentasse dormir, não obstante o barulho ensurdecedor. Tomei o calmante que a Maria Fernanda, minha irmã psiquiatra, receitara fazia alguns dias. Apaguei.

Na segunda, 5 de junho, acordei com a conversa entre as médicas e o meu pai. Não sei que horas eram. Cobri a cabeça com o lençol, mas fiquei atenta à conversa, dificultada a compreensão graças ao fusca enguiçado. Uma delas falou em arritmia. Estremeci. O coração dele sempre funcionou perfeitamente, mas começava a falhar. Na reunião matinal com todas as equipes médicas, falaram que a expectativa com a ventilação de alta frequência era que a gasometria normalizasse, mas isso não aconteceu. Fiquei em silêncio. O choro que sempre veio tão fácil dessa vez ficou engasgado. Rezei em máxima potência. Acessei uma fé que não imaginava existir. Tive a certeza de que testemunharia um milagre. Fiz pactos com meus santos católicos e com meus orixás. A próxima gasometria melhorou! A seguinte também! Nossa esperança se multiplicou quando, um pouco depois da meia noite, a fisioterapeuta chegou ao quarto para diminuir os parâmetros da ventilação de alta frequência, para que ele pudesse voltar para a ventilação normal na manhã seguinte. Comemoramos com um abraço e pulos de alegria! Fiz uma foto dos exames e compartilhei no grupo de whatsapp da família, transbordando confiança. Dormi o sono mais tranquilo dos últimos dias, completamente alheia ao barulho do fusca enguiçado.

Acordei num sobressalto, o alarme do monitor apitando em vermelho, sinal de urgência. Tive a nítida sensação de estar numa cama branca e enorme com o Leon, um lençol esvoaçante cobrindo os nossos corpos, a gente rindo, brincando, nenhum dispositivo penetrando o seu corpo. Demorou alguns instantes para eu me situar e enxergar o monitor: a frequência cardíaca marcava cento e setenta batimentos por minuto. Meu pai, de pé ao lado da cama do Leon, disse que esbarrou num eletrodo, o que causou a interferência no monitor. Eu logo olhei para a ventilação de alta frequência e vi que o parâmetro tinha voltado para o nível da noite anterior. Peguei o celular imediatamente e acessei o link do laboratório para conferir os exames. A gasometria estava em seu pior nível. O pH do sangue, que precisa ficar acima de 7,33, recuou para 6,98. Naquele momento, entendi que não tinha jeito. Que o fim se aproximava. Aconteceria naquele dia, 6 de junho. Fechei os olhos e voltei a enxergá-lo naquela cama branca, debaixo do lençol, sorridente, amoroso. Me aproximei e disse baixinho: "pode descansar, meu amor". Eu sentia que ele estava indo embora e, de alguma forma, era como se eu tivesse um certo poder sobre a partida. Era como se faltasse o meu consentimento. Ao longo da nossa longa luta contra a doença, eu temi perdê-lo diversas vezes, mas também cheguei a pensar que era preferível morrer a viver precariamente, dependente de remédios e de intervenções médicas complexas. Defendia isso como uma forma de rebeldia. Como se a minha revolta pudesse se vingar da dor.

Na reunião das equipes médicas, falaram que era preciso despronar. O protocolo é ficar pronado por dezesseis horas e virado de barriga para cima por seis horas. Já fazia mais de trinta horas que ele estava de bruços. Explicaram que essa manobra poderia ser arriscada. Eu não quis ouvir o que poderia acontecer, e ninguém falou da iminência da morte. Acho que houve um acordo silencioso entre nós. Agradeci todas as equipes e desejei muita luz no trabalho de cada um. Entrei novamente no quarto e me sentei na direção da árvore enorme bem de frente para a janela do mesmo quarto onde ficamos exatamente um ano antes: UTI PED 414. Naqueles dias, seu estado foi tão grave, que chegaram a falar sobre óbito com a minha irmã. Lembrei-me disso e parei de suplicar aos santos e orixás que o deixassem viver. E, mais fincada no presente do que nunca, fiquei olhando fixamente para a árvore num vazio de pensamento. Senti a paz de quem deixa ir.

Olhei para trás e vi que ele já estava de barriga para cima. A saturação no monitor começou a cair. Foi a última vez que olhei para o monitor. A médica da UTI me chamou: "quer ficar do lado dele?" Corri na direção da cama e quase não consegui pronunciar as palavras "eu te amo, Leon, obrigada, Leon" pelo choro que rasgava a minha voz, o peito, a alma. Mesmo assim, repeti essas palavras como um mantra. Me ajudaram a subir na cama e a pegá-lo no colo. Ele não parecia mais o meu menino Leon. Tive a impressão de que as bochechas coradas e redondas de antes eram porque a posição de bruços fazia pressão sobre o rosto. Virado de barriga para cima, ele era apenas ossos cobertos por uma pele amarelada com diversos buracos feitos para a passagem de tubos e cateteres. Eu quis arrancar tudo aquilo. O pacto de silêncio entre todos os presentes perdurava, e eu e minha mãe silenciosamente concordamos em retirar pouco a pouco os dispositivos que rasgavam o corpo dele. Primeiro, a máquina de ventilação de alta frequência foi substituída pela convencional. Em seguida, tiraram o cateter urinário e desligaram a máquina de hemodiálise. Devagarzinho, eu e minha mãe retiramos os esparadrapos que protegiam as zonas do corpo do atrito causado pela permanência na mesma posição. Fizemos que sim com a cabeça quando perguntaram se poderiam extubá-lo. Alguns minutos depois da extubação, ele deu um suspiro profundo. Por uma fração de segundo, eu acreditei que ele estivesse reagindo, que se negasse a ir embora, que o seu corpo acordaria. Voltei a mim, quando ele fez um segundo suspiro, dessa vez menos profundo. O *"suspiro derradeiro"*, o sopro vital indo embora. Nesse momento, acho que eu voltei para o dia do nascimento dele. Num curto espaço de tempo, eu vivi o nascimento e a morte do meu filho. Ele nasceu e logo foi intubado. Ele foi extubado e logo morreu.

Depois que ele deu esse segundo e derradeiro suspiro, eu senti um alívio – eu senti alívio quando ele nasceu e quando ele morreu. E só ouvi soluços e murmúrios. Havia muita gente ao redor da cama, mas eu não via ninguém além dele. Morto nos meus braços. As primeiras palavras que ouvi foram pronunciadas ao pé do ouvido: "parabéns, você foi uma ótima mãe". Reconheci a voz da Dra. Adriana, mas não me virei para responder. Retribuí, dizendo que ela foi uma ótima médica. Então, um vácuo de memória. Sei que a minha mãe, o meu pai e a Mariana estavam ali, mas não me lembro de abraçá-los ou de consolá-los ou de ser consolada por eles. Cuidadosa e simultaneamente, sem que trocássemos palavras, eu e a minha mãe começamos a retirar o restante de esparadrapos e curativos sobre o corpo inerte dele, até que uma enfermeira se aproximou dizendo que precisaríamos sair do quarto para que preparassem o corpo.

Lá fora, alguns funcionários do hospital vieram nos dar as condolências e, de repente, a Maria Fernanda chegou com o marido e a filha recém-nascida. Não me lembro de abraçá-los. Ela pegou o meu celular e se encarregou de avisar os meus contatos sobre o falecimento, o que fez com a seguinte mensagem: "Leon virou natureza".

De volta ao quarto. Uma água quentinha sendo despejada na banheira, e o corpo dele, nu e livre de todos os cateteres, aguardando sobre a cama. Eu pedi para dar o banho. O banho que tanto sonhei sem nenhum dispositivo conectado ao corpo. Dei o último banho da vida dele, no corpo que estava morto. Uma dor entorpecedora me resignou a gestos contidos, os olhos vermelhos inchados molhados sobre ele. Ao final desse ritual que sempre foi um momento de alegria e brincadeiras que nunca mais se repetiria, a enfermeira pediu para que eu saísse novamente, pois colocaria algodão nos orifícios do corpo.

Quando voltei, ele estava vestido de leão, a fantasia que escolhi para a sua partida e que ele usou uma única vez em vida. Um sorriso plácido que não existia nos momentos anteriores emoldurava o rosto angelical. Meus pais e irmãs foram para o térreo do hospital resolver as burocracias e organizar o velório e a cremação. Eu não arredei o pé dali e, em algum momento, vieram confirmar comigo as escolhas para a cerimônia de adeus. Chegaram também meus tios Lilian e Guto e as primas Malu e Karen. Em seguida, Natasha, a tia paterna do Leon, e sua mãe Rosângela.

Peguei-o no colo e mostrei a árvore de frente para a janela do quarto onde ele escapou da morte exatamente um ano antes, mas que dessa vez chegou para levá-lo. A morte é fria. Ele foi ficando frio nas minhas mãos. Até que tive uma ideia para mantê-lo vivo e saí em disparada do quarto, interpelando a primeira médica que encontrei: "por favor, vamos doar os órgãos dele". Ela respondeu que pessoas transplantadas são proibidas de doar órgãos, fazendo a felicidade que brotou em mim pela primeira vez nos últimos dias se dissolver naquele mar de tristeza profunda. Quando me dei conta, o dia havia acabado. E a Dra. Márcia veio avisar que o transporte do hospital chegaria para levar o corpo do meu filho para a sala mortuária, de onde a funerária o retiraria e levaria até o velório na manhã seguinte. Ele passaria a noite sozinho no hospital.

O rapaz do transporte despontou empurrando uma maca parecida com a que costumávamos ser transportados pelos corredores do Hospital Samaritano para exames e cirurgias durante as nossas tortuosas temporadas ali. A história de que passa um filme na cabeça nos instantes que antecedem à morte aconteceu comigo ali, diante daquele rapaz que, de todos os funcionários do transporte, era o único com quem eu tinha certa intimidade. Nós o conhecemos na sua primeira semana de trabalho no hospital e sempre que ele era o responsável pelo nosso transporte, empurrava a maca brincando com o Leon, "com ou sem emoção?" Chorei com o nosso olho no olho e aperto de mãos, e ele também se emocionou, ao constatar o último transporte que faria do meu menino. Ele, então, levantou o que parecia ser um colchão vazio, revelando uma urna escondida ali debaixo. Dei o abraço mais forte que consegui no meu Leon e, embora quisesse impedir que o retirassem dali, não fazia sentido tentar me opor – nada mais fazia sentido, aliás. O rapaz colocou-o dentro dessa urna, cobriu-o com um lençol, abaixou o colchão de disfarce da maca e me deu mais um aperto de mão. O elevador chegou, e eles foram embora. Eu nunca mais seguraria o meu filho no colo.

Depois de o corpo dele ser levado para a sala mortuária, eu deixei o hospital. Observei detidamente cada porta, catraca, elevador, cada funcionário que cruzou o meu caminho e me despedi silenciosamente, ainda entorpecida de alívio, o sentimento que predominou ao longo do dia. Ao colocar os pés na calçada, fui tomado pelo assombro: eu estava indo embora sem ele e assim o faria para sempre. Não queriam deixar, mas eu insisti em ir a pé para a nossa casa, a casa dele, onde meus familiares me aguardavam para falar dos detalhes do ritual de velório que aconteceria na manhã seguinte. Refiz, aos prantos, o caminho que fizemos juntos tantas vezes. Cheguei, tomei banho, fui dormir, não lembro se comi alguma coisa, tamanha a desconexão de mim. Dormi feito pedra, graças ao remédio que a Maria Fernanda me receitara, quando a situação do Leon se agravou e a morte se aproximava a cada segundo. Além do remédio, como diz a minha irmã, deve ter muita gente mandando orações e vibrações positivas para nos sustentar durante o sono e para ficar de pé durante o dia.

Acordamos cedo. O velório abriria às 9h e eu queria estar lá pontualmente. Aconteceria em São Caetano do Sul, a cidade onde os meus avós tiveram as duas filhas e onde se aposentaram, cidade tão viva em memórias felizes, agora abrigaria a memória da despedida do meu amor.

A primeira vez que fui a um velório eu estava em São Caetano do Sul, eu era bem pequena, tinha por volta de sete anos, e convenci meus pais e avós a me deixarem ir ao velório e enterro da tia-avó Carmela. Eu me lembro dos algodões dentro do nariz dela, de ter colocado furtivamente a mão sobre a sua testa gélida, do choque que aquilo me provocou e do silêncio que precisei fazer a respeito, afinal, eu insisti para comparecer à cerimônia e não podia admitir para os adultos que foi uma péssima ideia. Eu me lembro de observar o choro das pessoas, me lembro do barulho desse choro, me lembro do caixão se fechando e do choro aumentando, ficando estridente e insuportável.

Por que, afinal, as imagens de pessoas em sofrimento pela morte permanecem como marcas em nós – em mim, pelo menos? Será uma espécie de treinamento para o luto que inconscientemente sabemos que um dia também poderá se abater sobre nós? Assistir alguém em sofrimento provoca empatia por um lado e, por outro, o alívio reconfortante de não estar na pele do sofredor. Mas o exercício da compaixão é mais importante do que a preparação para decifrar os caminhos (sem atalho) do luto pela morte, até porque só quem faz a caminhada conhece os calos nos pés adquiridos no percurso.

Eu pedi que o velório do Leon fosse longo, queria ficar o maior tempo possível perto dele, as experiências de velório dos meus avós foram bonitas, foram momentos de grandes reflexões. Não que eu achasse que pudesse ser bonita aquela dor, a maior do mundo, a perda de um filho, mas eu precisava de tempo para processá-la. Meus pais e irmãs queriam que a cerimônia durasse menos, talvez porque fosse insuportável para eles ficar tanto tempo de frente para o cadáver do Leon. Por mim, eu ficaria velando o corpo dele por uma semana, como fizeram com o seu bisavô italiano, Spartaco, em sua casa na província de Pisa.

Quando cheguei ao velório e o vi dentro de um caixãozinho branco com flores brancas ao redor do corpo, eu desabei. Assim aconteceria algumas vezes ao longo daquela manhã e daquela tarde. Assim aconteceria ao longo dos dias sucessivos. Assim acontece agora, enquanto escrevo. Acho que assim acontecerá para sempre, enquanto eu viver.

Era o primeiro caixão infantil que eu via de perto, e nele tinha o meu filho dentro! Ele estava diferente do dia anterior. O nariz mais fino, o rosto emagrecido, ainda bem que aquela face de morto não se parecia com o meu Leon. Dentro do caixãozinho branco, Leon parecia um leãozinho. Além da fantasia de leão que vestia, o esparadrapo que segurou o tubo da ventilação mecânica nas suas bochechas e foi retirado na véspera deixou hematomas no seu rosto: dois retângulos marrons nas bochechas, como se fossem os pelos de um leão, e uma pontinha marrom no nariz, como um focinho.

Estranhamente, eu estava calma e anestesiada a maior parte do tempo. Fiz divagações despropositadas: "que componentes tem o corpo humano? Qual a porcentagem de cada elemento químico? Oxigênio, carbono, hidrogênio, nitrogênio, fósforo, cálcio – que mais?" Lembrei-me de Walter White em "Breaking Bad", falando sobre cada um desses elementos e concluindo que aquele menos de 1% que falta para fechar a conta corresponde à nossa alma. Vinte e um gramas do corpo humano seriam preenchidos pela alma. Fui abraçada por dezenas de pessoas que se deslocaram até ali para consolar a minha alma e prestar as últimas homenagens ao meu amor. Muita gente querida, algumas pessoas eu não esperava encontrar, e outras que eu esperava não foram. Um pequeno alento estar cercada por tanta gente afetuosa e por tantas flores – Leon amava flores, assim como eu. O genitor esteve ausente na despedida.

Quando chegou a hora de fechar o caixão, eu desabei novamente e precisei ser amparada. Como ele seria cremado alguns dias depois, o adeus final foi numa pequena sala de projeção, o caixão sobre uma mesa branca diante das cadeiras dispostas num semicírculo. Eu fiquei curvada sobre o caixão, ouvindo sussurros lancinantes dentro de mim "nunca mais o verei, nunca mais o verei, nunca mais o verei". Diante da inexorabilidade brutal daquela cisão, foi impossível escutar a oração ecumênica feita pelo padre projetado na parede à nossa frente. De repente, tocou a música "Carinhoso" na voz da Marisa Monte, e alguém responsável pelo velório veio me chamar para que eu me afastasse do caixão. Então, a mesa onde o caixão estava disposto começou a subir, enquanto pássaros voando num céu de um azul intenso eram projetados sobre a parede.

Enquanto me conduziam para fora daquela sala, meu pensamento quedou-se nele sozinho dentro daquele caixãozinho, e eu nunca lutei tanto para banir um pensamento, como fiz naquele momento: "Leon não está no caixão, Leon não está no caixão, Leon não está no caixão". Conforme esse pensamento se dissipava, eu me esforçava para pensar que Leon agora existe dentro de mim e de todas as pessoas que o amavam. O consolo (im)possível.

As lembranças do meu filho são incontroláveis e podem suscitar os mais variados sentimentos: vou do "queria que fosse mentira" ao "ele descansou" num arco de poucos segundos. Vivo uma intensa turbulência afetiva, vivo tudo ao mesmo tempo: tristeza, raiva, medo, paz, alívio, culpa, ódio, amor, tristeza. Os olhos rasos d'água, as crises de riso e de fúria, os torturantes "e se", uma equação sem solução, a vida e seus mistérios inexoráveis.

Esses dias, o Miguel, meu primo e padrinho do Leon, estava chupando uma laranja suculenta e cheirosa e eu lembrei que o Leon amava laranja, mas fazia tanto tempo que ele não degustava uma laranja. Às vezes, quero mandar às favas quem diz que o amor é eterno, que os nossos laços são eternos. Quero-o de volta, o corpo dele, os dengos dele, os abraços, beijos, brincadeiras, sorrisos. "Tudo", como ele costumava dizer. Como não me deixar dominar pelos maus afetos, afinal? O tempo ajudará mesmo a curar essa dor e a investir em novos amores e projetos?

Na perspectiva macrocósmica, quando penso no pós-pandemia, o mundo voltou ao que era antes, talvez ainda pior, com o aumento da concentração de renda em todo o planeta, com a intensificação do colapso climático e com guerras de grandes proporções. No microcrosmo (o micro que é macro para mim), vejo as pessoas ao meu redor seguindo como sempre foram, insistindo em hábitos mesquinhos, com as idênticas preocupações triviais, mesmo depois de testemunharem a morte tão de perto promovida por uma doença que roubou a vida do meu filho depois de devastar o seu corpo. Por incrível que parece, eu também me surpreendo agindo como antes, e me penalizo por não amadurecer como deveria. Afinal, o sofrimento sempre promove aprendizados?

O que vão pensar de mim? Para sempre vão me olhar e apontar "coitada, perdeu um filho?". Essa perda vai ficar estampada na minha carne feito uma cicatriz, uma tatuagem? Será que algum dia algum homem vai querer se envolver comigo, ao ver o tamanho da cicatriz? Observar uma mãe que perdeu um filho é como observar um sobrevivente de guerra ou uma pessoa que mora nas ruas.

Antes da minha tragédia, a vida era um valor absoluto para mim. Hoje, se eu penso que vou morrer amanhã, tudo bem. Se eu for acometida por uma doença terminal, será que vou querer lutar para viver? Será que vou querer me submeter a medicações pesadas, sobreviver aos seus efeitos colaterais e conjecturar as consequências disso a longo prazo? A minha tragédia apagou o brilho da vida. Um brilho que era equivalente ao sol agora é só a luzinha vacilante de uma vela. Ainda existe. Eu jamais seria capaz de apagá-la voluntariamente. Mas, se eu morrer amanhã, tudo bem.

Há tragédias que cindem a vida da gente para sempre. Hoje, eu tenho a dimensão do que é viver uma tragédia. Eu sei (um pouco) o que sentem as mães que "transformam o luto em verbo", as mães que enterram seus filhos graças à violência de Estado, que precisam provar que eles não eram bandidos e não mereciam morrer, que lutam por uma justiça que tarda e falha, ou nunca chega. Quando penso nos meninos que têm como mote "viver pouco como um rei ou muito como um Zé" e nas escolhas muitas vezes suicidas que fazem, em grande medida, traumatizados por suas tragédias, eu os entendo um pouco mais: as privações, traumas, mortes e lutos podem inflamar os afetos do ódio e da vingança, produtores de escolhas equivocadas. Quando penso nas famílias vivendo nos epicentros das guerras, nas pessoas mortas pela maior das irracionalidades humanas, a bomba, meu coração sangra ainda mais em luto.

Na minha tragédia pessoal, fui obrigada a flertar com a morte por um ano e sete meses, de mãos dadas com uma criança que combateu bravamente uma doença feroz. E de repente uma bomba cai e dilacera indiscriminadamente corpos saudáveis e vidas humanas para sempre. A minha tragédia, no meu microcosmo, me conecta com as dores de todas as tragédias do mundo, mas, quando tento ir mais a fundo em cada uma delas, exercitando o meu poder de compaixão, sinto a minha tragédia flutuando num patamar privilegiado: desfruto de uma rede de apoio que não me deixa esquecer por um segundo sequer que a vida ainda pode me sorrir. Sim, ela pode sorrir no meu microcosmo, mais até do que isso, é como se a vida estivesse em débito comigo e tivesse a obrigação de me tornar a pessoa confortável comigo mesma que eu costumava ser antes da tragédia. Mas e no macrocosmo? Conseguirei ser verdadeiramente feliz sabendo de todas essas tragédias irremediáveis?

Cada célula do meu corpo estremece e o faz vacilar, quando penso que a minha vida pode ser assinalada pela tragédia, como aconteceu com a tia Cida e com a prima Guiomar. Um homem engravidou duas jovens mulheres na década de 1950, e o pai de uma delas obrigou que ele se casasse com a sua filha – a outra, a jovem que se tornou "mãe solteira", era a minha tia Cida. Ela seria impedida pela família de criar a própria filha, procuraria a vida inteira um companheiro que a aceitasse com esse passado, além do perdão da filha, mas não conquistaria nenhum desses objetivos e morreria amargurada.

Pouco tempo depois de a prima Guiomar ficar viúva, um de seus três filhos foi atropelado por um caminhão. Uma das frases mais terríveis da minha infância se refere a esse acontecimento: "a cabeça dele foi esmagada como se fosse um tomate". Sempre que nos víamos em encontros de família, eu pensava na "cabeça de tomate" que o seu filho se transformara, sentia vontade de abraçá-la, mas nunca tive intimidade para lhe oferecer o meu colo de menina. Muitos anos depois, a prima Guiomar precisaria lutar contra um câncer no seio, do qual sairia vencedora. Eu vibrei de alegria, quando soube disso.

Ah, se eu só tivesse a certeza de que já passei pelo grande pesadelo da minha vida e que daqui até o final dos meus dias viverei apenas dias de glória... afinal, passei pela maior provação que um ser humano pode passar nesta Terra, se isso garantisse um salvo-conduto de sofrimentos futuros, ah, tenho certeza que o alívio suspenderia, ainda que superficial e temporariamente, o estado paralisante da tristeza. A vida me deve felicidade! Mas a vida não é nada racional, ao contrário, gosta de se apresentar caótica e traiçoeira. Para a tia Cida e para a prima Guiomar, a vida impôs espirais de tragédia e fez o mesmo com outras mães de UTI que conheci, como a Camila, por exemplo, que perdeu dois filhos para a leucemia. Vida, por favor, me dê um desfecho edificante.

"I feel nothing", repete a personagem de Charlotte Gainsbourg durante uma cena de sexo sadomasoquista extrema no filme "Ninfomaníaca", de Lars von Trier. Na minha cabeça, essa fala sempre ecoou como o exemplo iconográfico da depressão. Não sentir nada é perturbador, desolador. É preferível sentir qualquer coisa a não sentir nada. É preferível me sentir humilhada por Pedro a sentir o vazio do luto. É preferível sofrer a ressaca moral do pós-sexo que se abate sobre mim toda vez que tenho uma recaída e apelo para os seus carinhos fáceis – porque Pedro sempre está disponível, não importa se solteiro ou namorando. Com ele, tenho intimidade de sobra para noites de sexo que curam, ainda que momentaneamente, o entorpe-

cimento causado pela tristeza. Mas é só sexo que eu posso esperar de Pedro. Sempre foi. Ele nunca me amou, aprisionado no buraco negro que é o seu próprio ser. Como diz a minha terapeuta, é mais fácil acabar com o capitalismo do que fazê-lo enxergar um palmo à frente do nariz, ou melhor, da sua garrafa de uísque.

No momento, está difícil estabelecer conexões sinceras e profundas com possíveis parceiros, e não estou disposta a encarar relações sexuais fugazes com desconhecidos. E olha que tenho me empenhado em estabelecer conexões sinceras e profundas. Dois meses depois da morte do Leon, eu entrei num aplicativo de relacionamento, onde faço uma cuidadosa curadoria dos rapazes e tento restringir ao máximo as opções para ficar com a fina flor da amostragem. Rostinhos bonitos não têm vez comigo, se: "não gosto de política", "procuro algo casual", "tenho filhos e não quero mais"; além de critérios mais óbvios, como ser de direita, fumar, ter cabelos compridos, morar muito longe de mim, estar num relacionamento não monogâmico, não se empenhar para fazer uma autodescrição com mais de quarenta caracteres. Depois de selecionar os rapazes, eu puxo conversa, estudo os perfis, crio conversas direcionadas a cada perfil, quando encontro espaço, falo do Leon, sinto se há empatia, me engano com falsos sinais de empatia, recebo *ghosting* inesperados, mesmo daqueles com quem conversei longa e profundamente, entendo que o *ghosting* faz parte da linguagem corrente do aplicativo – em tempos de "amores líquidos", tudo pode ser facilmente descartável, como os *stories* que desaparecem vinte e quatro horas depois de publicados ou as fotos que viramos para a direita nos aplicativos de relacionamento.

NOTAS DA MAMÃE MORRENTE

Neste momento, Pedro está namorando outra mulher por "preguiça" – sim, ele confessou isso. É a terceira namorada que ele trai comigo. Usando o computador dele esses dias, ele deixou o webwhatsapp aberto sem querer e eu, sem querer, bisbilhotei as conversas com a namorada cinquentona que, tal qual uma adolescente, questionava se ele tinha ciúmes dos seus ex-namorados, para logo em seguida dizer que ela não se incomodava com as ex-namoradas dele, inclusive elencando os nomes que ela coletou e, por fim, dizer que se incomodava apenas com uma fotografia específica, que flagrara de uma dessas ex-namoradas num porta-retratos, na casa dele, ao que ele argumentou ter sido um presente. Me atentei a cada um dos nomes que ela listou, e a ausência do meu nome doeu fundo. Isso queria dizer que eu sempre fui considerada uma amante? Pensando bem, Pedro é um adúltero convicto, então, ser a sua namorada oficial não é grande vantagem. Eu até acreditei ser a sua número um por um tempo, mas foi durante a doença do Leon, então, não consigo garantir o que ele fazia quando não passávamos as noites juntos – os dias também porque Pedro é o tipo que dá escapadelas ao longo do dia. Mas isso não importa mais, estou curada do amor que lhe devotei por tanto tempo.

Pedro hoje tornou-se um repouso, uma distração do luto, porque eu sei da excelência sexual que ele é capaz de prover – apesar dos aditivos, que também sei porque já flagrei comprimidos azuis com ele. Não me importa. Gozo. Relaxo. Me asseguro que estou viva, e que a apatia do luto não é permanente. Além do sexo, também vamos ao teatro e ao cinema e falamos sobre política, filosofia e artes – sou sapiossexual. Me distraio. Me esqueço da morte. Ele pergunta "por que sou irresistível pra você?". Nunca deve ter cogitado que é amor verdadeiro o

53

que sinto. Senti, foi amor verdadeiro. Não é mais. Hoje é só carência mesmo. Ou o atestado de incompetência de encontrar alguém que queira explorar o profundo do meu ser, me provocar arrepios ao longo do dia, e desejar compartilhar a vida comigo. Pedro, um homem narcisista-hedonista-machista-alcoólatra cuja transformação é tão utópica quanto a reversão da morte do Leon – que, aliás, não gostava de Pedro.

CAPÍTULO 2

A negação

Febre, hemoptise, dispneia e suores noturnos.
A vida inteira que podia ter sido e que não foi.
Tosse, tosse, tosse.
Mandou chamar o médico:
— Diga trinta e três.
— Trinta e três... trinta e três... trinta e três...
— Respire.
— O senhor tem uma escavação no pulmão esquerdo e o pulmão direito infiltrado.
— Então, doutor, não é possível tentar o pneumotórax?
— Não. A única coisa a fazer é tocar um tango argentino.

MANUEL BANDEIRA, "Pneumotórax"

Sinto como se cavassem uma estrada dentro do meu peito. Como se o meu corpo estivesse sendo partido em duas partes que logo viram mil, duas mil, infinitas partículas minúsculas, eu me desintegrando e queimando, ardendo de dor, querendo gritar, arrancar do peito o pedaço que permanece intacto, pesa, afunda, crava tentáculos no chão. Não posso gritar, meu filho está aqui, segurando a minha mão e me olhando assustado. Sentirá dor? Medo? Ele não fala, tento decifrar o que sente pelo seu olhar. "Mamãe, por que está deixando eles fazerem isso comigo? Olha os meus braços picados, agora querem enfiar um tubo no meu pipi". Eu o seguro como toda força que resta em cada pedaço desintegrado de mim. A enfermeira alerta para eu ficar calma e conseguir passar tranquilidade para ele. Respiro fundo, eu tento, juro que tento. Enxugo as lágrimas, recomponho cada caco do meu corpo mais rápido do que me imaginei capaz. Há um descompasso entre o sentido das minhas palavras e o tom que as expresso. "Vai ficar tudo bem, meu amor".

Eu deveria ter morrido com o meu filho no ventre. Ele deveria ter ficado entalado dentro de mim, necrosado ali dentro e me causado uma hemorragia fatal. Eu deveria ter seguido o meu instinto de parir sozinha no meio do mato, feito bicho selvagem, assim, dificilmente escaparíamos desse destino. Não deveríamos ter sobrevivido ao parto, à fórceps, para viver esse combo de dor, horror e medo. Eu preferiria não aprender nada a sofrer desse jeito para aprender alguma coisa – que coisa? Preferiria morrer igual nasci, alienada na minha bolha, involuída, imperfeita, pior até. Eu quero me tornar a pessoa mais egoísta, mesquinha e cruel do mundo, feito os arautos do capitalismo, sistema profícuo em fabricar psicopatas gananciosos, inescrupulosos, carreiristas proveitosos em se dar bem e ter o sucesso almejado, invejado, copiado, idolatrado. Deve ter um punhado de gente má por aí se regozijando com o meu sofrimento. O pessoal maldoso do interior é bem capaz de dizer: "pudera, ela nunca foi uma boa filha." Não faz sentido imaginar pessoas disfarçando sorrisos de contentamento ao dizer coisas assim, mas eu quero me deixar dominar pelos pensamentos mais tortos, quero acreditar que também eu posso humilhar, roubar, matar, crescer profissionalmente degolando cabeças, trapacear tudo e todos que cruzarem o meu caminho. Talvez assim, só assim, eu mereça sofrer desse jeito... a tal lei do retorno, o carma, não? Se eu for má e fizer uma grande maldade, isso aliviará a minha dor?

Se ele morrer é porque não deveria participar dos horrores desse mundo. Talvez seja um livramento, quem sabe. Talvez eu não mereça ser mãe, nunca tenha merecido, a gravidez foi uma fatalidade para me proporcionar o gosto que é "padecer no paraíso". Melhor isso acontecer agora, assim, com ele novinho do que mais velho, quando seríamos ainda mais apegados e eu teria roubado ainda mais do meu tempo para dedicar a ele. Às vezes, para nos poupar, a mim e a ele, quero desligar todas as máquinas e arrancá-lo do hospital, com vida ou com morte. Mas eu queria muito, com todo o meu ser, que tivéssemos uma chance. Mais uma. Para vivermos juntos novamente, para eu ser a mãe dele novamente, pra gente brincar, fabular, dar risadas, explorar o mundo, pra gente se amar ainda mais. Eu sonho com o dia em que ele vai falar e me fazer perguntas edificantes sobre o sentido da vida, sonho com o dia em que me contará da sua primeira paixão, quando as suas mãos suarão ou quando sentirá as bochechas corarem por não encontrar as melhores palavras, sonho com ele contestando algum fato político, apontando uma contradição no meu pensamento, buscando os melhores argumentos para se impor num papo cabeça com a autoridade de um adolescente sabichão. Sonho tanta coisa pra gente. Eu só quero uma chance. Mais uma. Apenas.

Quando eu vou me acostumar a passar hidratante corporal sem desviar dos mamilos? Faz tanto tempo que os meus peitos são do Leon, que desviar o hidratante dos mamilos é um gesto fundamental para não atrapalhar nossos momentos mais felizes do dia. Imagina o desconforto de, esfomeado, enfiar comida na boca e sentir a fragrância de um hidratante corporal na ponta do garfo? A nossa amamentação foi rompida abruptamente. Pela doença. No susto. Não deu tempo de o leite empedrar e deixar os seios doloridos, acho que a força do assombro secou tudo aqui dentro. Deve ser por instinto que eu continuo desviando o hidratante dos mamilos.

22/11/21, o início do que parecia uma simples diarreia. Não levei a sério, não devia ser nada sério. Desde que ele entrou na creche em agosto, era praticamente uma semana de aula, outra em casa por conta de alguma infecção – primeiro uma gripe, depois conjuntivite, depois otite. Mais uma vez, não devia ser nada sério. Uns dias para recuperar e *voilà*. No meio da tarde, me telefonaram da creche para buscá-lo, pois, além da diarreia que estava causando uma forte assadura, ele se recusava a comer. Eu passei na creche e o levei ao pronto-socorro do Hospital Samaritano, onde o pediatra recomendou mantê-lo hidratado até a diarreia passar. Como eu precisava trabalhar e não podia mandá-lo para a creche, fomos para a casa dos meus pais, no interior de São Paulo. Três dias depois, ele pararia de fazer xixi e o nosso pesadelo teria início.

Uma agonia de cada vez. As horas demoram a passar, os dias são marcados pelos horários dos boletins médicos: 12h e 21h. Uma visita por dia. De apenas uma hora, às 15h30. Eu nunca tinha estado numa UTI. A primeira vez foi no nascimento do Leon, em Poços de Caldas, porque ele passou por sofrimento fetal e precisou ser entubado depois de "entalar" no meu canal vaginal. Ficou em observação pouco mais de vinte quatro horas e logo recebeu alta. Dessa vez, viemos às pressas para a UTI pediátrica do Hospital Climepe, também em Poços de Caldas, o primeiro a atender a emergência de um bebê que parou de urinar de repente e precisaria entrar em diálise. "Ele não aguenta chegar até São Paulo", ouvi da médica do pronto--socorro da cidade vizinha à dos meus pais, quando sugeri a transferência para uma UTI pediátrica na capital paulista.

O hospital de Poços de Caldas proibia acompanhante na UTI pediátrica, desrespeitando fragorosamente o Estatuto da Criança e do Adolescente, que exige um acompanhante em tempo integral com bebês e crianças internados em UTIS pediátricas. Eu estava tão petrificada pela dor, que não fiz valer o nosso direito. Ele ficaria internado vinte e nove dias sozinho, sedado, intubado e, por vezes, amarrado. A Romilda, funcionária da limpeza nos turnos da noite, conta que ficava horas o acariciando nas madrugadas. Como dói pensar que, de repente, ele ficou sem ninguém ao seu lado.

"Passos de formiguinha", a doutora disse. "O rim é um órgão lindo, mas preguiçoso", assegurou outra médica, "pode demorar até três semanas para os rins voltarem a funcionar normalmente." Três semanas? Sinto um medo parecido com o do dia em que ele precisou ser internado às pressas, o corpo ganha um peso insuportável. Mas, ainda assim, a esperança é maior que o medo. Acho que eu nunca tinha entendido – e muito menos sentido – o significado de "entregue a vida nas mãos de Deus."

05/12/21 é a noite mais feliz desde que o pesadelo começou: Leon fez uma diurese satisfatória pela primeira vez desde que chegou à UTI dez dias atrás. Eu me ajoelho, olho para o céu, o corpo todo vibrando, arrepiado, "obrigada, meu Deus, obrigada, Iemanjá, obrigada". Abraço a minha mãe e o meu pai com tanta força, que quase arranco os seus braços. Quando eles vão dormir, eu aproveito para assistir a um episódio de "Casa de Papel". A comemoração pelo êxito do transporte de ouro para fora do Banco Central espanhol é como o êxito dos rins do Leon, expulsando os líquidos residuais do seu corpo; são as bombas hidráulicas empurrando as bolinhas de ouro pelos encanamentos do esgoto. Quando a trupe do Professor canta *"Bella Ciao"*, numa das cenas mais icônicas da série, eu choro, choro muito, mas dessa vez de alegria.

07/12/21 é o segundo pior dia desde a internação. Com as mãos sobre o Leon, eu profetizo que a vida não fará mais sentido, caso algo definitivo aconteça com ele. Como é insuportável ouvir que ele não está respondendo às medicações e que só está urinando porque a diálise faz esse trabalho por ele. As notícias da noite não são mais animadoras: "ele está estável". A frase da médica plantonista ecoa na minha cabeça a madrugada inteira: "nós não podemos jogar a toalha agora". Durmo abraçada com a minha mãe. Encolhida nos braços dela. Também divido com ela uma pílula de rivotril. Peço para o meu pai dormir no quarto conosco, ele resiste alguns minutos no colchão no chão, mas prefere voltar para a cozinha, onde improvisou um colchão e dormiu todos os dias agarrado a um arsenal religioso: terço, imagem de Nossa Senhora Aparecida, pedacinho da bandeira dos Reis Magos e uma bermuda do Leon que ele garante ter o cheiro dele. Ficamos abraçadas, eu e minha mãe, como há muito tempo não fazíamos. Nem o rivotril é capaz de me apagar, eu acordo diversas vezes na madrugada temendo encontrar uma mensagem no celular com a pior notícia do mundo, mas ela felizmente não chega.

Chegamos de Poços de Caldas ao Hospital Infantil Sabará, em São Paulo, na madrugada de 24 de dezembro, véspera do natal. Foi a maior correria do mundo. Ao ler o prontuário do Leon, a médica plantonista disse que se tratava de uma "história rica", mas não entrou em detalhes. Pelo que entendi, o histórico médico chegou incompleto e cheio de lacunas.

Nas primeiras vinte e quatro horas no Sabará foram tantos especialistas que entraram no nosso quarto, que eu perdi as contas na vigésima pessoa que chegou pedindo para eu relatar os fatos desde o momento em que o levei ao pronto-socorro, no interior, naquele fatídico 25 de novembro. Médicas intensivistas, enfermeiras, técnicas de enfermagem, fisioterapeutas, fonoaudióloga, psicóloga, nutricionista, nutróloga, oftalmologista, infectologista, ultrassonografista, neuropediatra, hepatopediatra, nefropediatra. Desde o princípio, a nefrologista duvidou do diagnóstico dado em Poços de Caldas, de síndrome hemolítico-urêmica (SHU), porque "SHU precisa ter plaquetopenia e ele nunca teve as plaquetas baixas".

Dois dias mais tarde, depois de receber a visita de todas as especialidades médicas possíveis, fui surpreendida por uma hematopediatra, a Dra. Bárbara. Eu não entendi o que uma médica do sangue fazia ali, se o problema dele era nos rins e no fígado, mas obedeci ao pedido de contar o histórico do Leon desde quando teve a diarreia. Quando terminei o relato, ela disse que sabia o que ele tinha: "síndrome hemofagocítica". Eu me apoiei na cama para não cair, ao ouvir uma palavra que me fez lembrar o *pac-man* das aulas de biologia do colégio nos desenhos perfeitos que o professor Maurício fazia na lousa para explicar os processos de fagocitose na natureza. A fagocitose estava acontecendo no sangue (*hemo*) do Leon! Minha mãe me acudiu: "o que foi, filha?". "Você não ouviu o que ela disse?", respondi em desespero. Minha mãe, a pessoa mais otimista que eu conheço, claramente não entendeu a gravidade do quadro. A Dra. Bárbara, então, explicou que colocariam um cateter no Leon e começariam imediatamente o tratamento para a doença, que consistia numa combinação de quimioterapia (etoposide), pulsoterapia (alta dosagem do corticoide dexametasona) e imunoterapia (imunoglobulina).

Na manhã seguinte, faríamos um teste genético (exoma) para descobrir se o quadro dele era secundário à infecção que causou a diarreia ou se era genético (primário). O tratamento inicial era idêntico para ambos os casos, mas mudaria, caso o exoma constatasse uma "hemofagocítica primária" – eu estava em choque e não perguntei qual mudança seria, mas logo descobriria que se tratava do transplante de medula óssea (TMO).

Uma doença rara e grave minava as defesas do corpo do meu filho, um bebê até então extremamente saudável! Eu nunca tinha entendido o real valor da saúde, sempre me gabei por ter uma "saúde de ferro" e sentia orgulho da vitalidade que o Leon esbanjava. Sempre considerei convênio médico desnecessário, "um roubo", e contratei um plano de saúde a contragosto, depois de a minha mãe insistir muito, muito mesmo – eu precisaria de quatro liminares na Justiça contra o plano de saúde para garantir o tratamento total do Leon e inexoravelmente sentiria uma culpa enlouquecedora, caso não tivéssemos convênio e, portanto, não tivéssemos a chance de brigar pela vida dele nos melhores hospitais particulares.

O nome antigo da doença que vitimou o meu bebê é "síndrome de ativação macrofágica" e seu nome moderno é "síndrome linfohistiocitose hemofagicítica" ou HLH. Nas primeiras pesquisas que fiz no Google sobre a doença, li que cerca de 80% das pessoas acometidas por ela vêm a óbito. Não vou entrar em detalhes médicos por não ser uma especialista, mas, como o nome da doença sugere, depois de uma infecção, ao invés de as células de defesa se organizarem para atacar o agente invasor (bactéria, vírus ou fungo), elas entram em desordem, e seus "generais", os macrófagos, começam a atacar os órgãos do próprio corpo, no caso do Leon, começou nos rins, mas o fígado seria o órgão mais atingido.

Inicialmente, ele responderia bem ao tratamento, porém, menos de um mês depois, os exames laboratoriais voltariam a piorar, e a Dra. Bárbara concluiu que precisaríamos recorrer ao transplante de medula óssea (TMO) para reprogramar as suas células sanguíneas.

O exoma, feito pelo laboratório mais renomado do Brasil, não encontraria nenhum traço genético que justificasse a HLH primária ou algum problema congênito no fígado, "mas pode ser alguma mutação ainda desconhecida pela ciência", foi o que a Dra. Irene, hepatopediatra que cuidou do Leon, me explicou. Saber que há doenças para as quais ainda não existe nome, "casos que a medicina não consegue desvendar", como o do meu filho, é uma angústia inominável.

25/01/22, 60 dias de UTI. Nesses dias intermináveis, fomos atirados num trem-fantasma por uma simples e banal diarreia. Nesses dias de agonia, um medo glacial foi se apossando de cada canto do meu corpo, por pouco não o paralisou e travou a respiração. Eu quis morrer. Quis morrer com o meu filho. Mas decidi juntar as partículas dilaceradas de mim e ludibriar o medo dia após dia – queria expulsá-lo para longe do meu peito. Nesses dias de aprendizado, eu me culpei, me puni, chorei mesmo quando jurei ter mandado todas as lágrimas embora. Busquei explicação em algum fato/ato/carma que justificasse a dor de ver o bebê que eu pari com as funções do corpo totalmente desordenadas e precisando de drogas fortíssimas e de intervenções médicas complexas para sobreviver. Me disseram que é mais fácil lidar com a culpa do que com a impotência – estou digerindo esta e outras lições. Aprendi que não há nada como a dor para fincar os pés no presente. Aprendi que as enfermeiras e as técnicas de enfermagem fazem do hospital um ambiente menos hostil e seu trabalho precisa ser valorizado e melhor remunerado. Aprendi que, na UTI, dias ruins são seguidos de dias bons, uma metáfora perfeita para a vida. Nesses dias de esperança, o amor – da minha família, dos amigos, de tanta gente que eu achei que não se lembrava mais de mim e de pessoas que entraram nas nossas vidas por empatia à nossa dor – foi fundamental para eu me manter de pé. O amor. As orações, as vibrações, as palavras de afeto, a paciência para me escutar e acalentar. Tenho certeza de que o amor ajudou a sustentar o guerreiro Leon em seu leito de UTI. Nesses dias que hão de compor as memórias sobre um tempo de luta, espero ter a força e a dignidade para continuar lutando e oxalá a dor se transformará em matéria-prima da beleza.

Eu me impus responsabilidades enormes para ser a mãe solo perfeita e nunca, jamais poderia imaginar que, no auge do controle sobre a minha vida, a vida me pregaria uma peça dessas. Eu não podia ser mãe, nem filha, nem profissional, só me restava ser mulher. Mulher de um homem que amei e que, apesar de tudo, ainda amo, embora tenha sido responsável por deixar a minha autoestima em frangalhos, a ponto de eu arriscar ter um filho com o genitor. Nada me tira da cabeça que o Pedro poderia ter evitado todo esse sofrimento, caso tivesse ficado comigo desde o início. Por outro lado, se tivéssemos ficado juntos quando nos conhecemos, eu não seria mãe do Leon. Estar com Pedro nos dias e nas noites em que não durmo no hospital é ter a certeza de que estou viva. Às vezes, me questiono como é possível desejar o corpo dele tão visceralmente, mesmo tendo o peito mutilado pela dor. E não o desejo apenas quando os nossos corpos estão entrelaçados, fico excitada sempre que penso no cheiro dele – ah, o cheiro dele me enlouquece. Ao mesmo tempo, eu nunca paro de sentir dor, em alguns momentos, troco as carícias e os beijos dele por um colo onde afogar as mágoas de ver o meu filho preso num leito hospitalar devorado por uma enfermidade inclemente.

Faltando alguns dias para completarmos noventa dias de internação, fui avisada que o Leon precisaria ficar uma semana em jejum, sem poder beber nem mesmo água, para fazer o intestino repousar – na última tomografia, descobriram uma bactéria que acometeu uma grande porção do órgão e causou pneumatose, ar que pode romper o intestino, forçando uma cirurgia de emergência. Ele acabaria ficando dez dias em jejum, somente com nutrição parenteral, diretamente na veia. Vivi um dilema terrível: dar ou não dar água, quando ele implorava por "ága", sob o risco de perfurar o intestino. Autorizaram um spray de saliva artificial, e eu esvaziei praticamente um vidrinho por dia. Pedi para retirarem a sonda gástrica e medicá-lo pela boca, mas a médica não autorizou: "ele toma muita medicação e não vai conseguir por via oral, além disso, como está com as plaquetas baixas, pode sangrar, se precisarmos passar uma sonda novamente".

Algumas horas mais tarde, ele sacou a sonda – parece que entendeu a nossa conversa – e administrar as medicações por via oral passou a ser a sua maior diversão nos longos dias de jejum forçado. Quando as mulheres vestidas de azul entravam no quarto (as técnicas de enfermagem), ele jogava a chupeta longe e começava a apontar o dedinho para a própria boca. Sugava as seringas em poucos segundos, não importando qual medicamento se tratava. Eu pedia para começarem com os de sabor mais amargo até chegar aos mais doces. Decorei os gostos e os horários de todas as medicações: ele bebia com fúria mesmo as mais indigestas, puxando o líquido da seringa sem a necessidade de empurrarmos o êmbolo. Quando o cirurgião autorizou a retomada da comida por volta das 22h do décimo dia de jejum, eu chorei de alegria e alívio.

Como sobrevivi dez dias sem poder alimentar o meu bebê? Não sei, só mesmo Deus para explicar. Passados esses dias tão penosos, eu quadrupliquei a minha fé. Aliás, estudos feitos com pacientes hospitalizados com enfermidades graves comprovam que aqueles que têm fé suportam o tratamento com mais resiliência. Confesso que tive muito medo de me frustrar, caso eu confiasse demais em Deus e não obtivesse o meu milagre – a cura total do Leon. Mesmo assim me agarrei às provas de que Ele está sempre conosco, como encontrar o lencinho de bolso da minha avó surpreendentemente dentro do meu guarda-roupa; ligar a televisão e sintonizar na emissora italiana RAI transmitindo uma missa conduzida pelo Papa Francisco em homenagem aos enfermeiros; ouvir o testemunho pessoal da médica plantonista Cristiane, que chegou ao nosso quarto pela primeira vez e compartilhou conosco sua história de provação e de cura: "Deus não faz milagre pela metade".

Durante a estada no Hospital Sabará, para tentar "aliviar" as horas, eu conversava com a equipe médica, com as enfermeiras, e por elas sabia de várias histórias. A maior causa de internação da ala pediátrica do hospital público de São Mateus é queimadura: "as crianças se queimam em tambores com óleo", onde os pais passaram a cozinhar devido ao aumento do preço do gás de cozinha, contou a técnica de enfermagem que faz dupla jornada de trabalho. Uma enfermeira, também em jornada dupla de trabalho em lugares diferentes – como acontece com a maioria delas – me disse que, naquele exato momento, duas crianças estavam morando no hospital público de Vila Nova Cachoeirinha, pois, mesmo tendo recebido alta médica, foram abandonadas por seus familiares. A auxiliar de limpeza diz entender a minha dor. Eu lhe respondo: "espero que entenda por empatia e não pela experiência". Ela me contesta, dizendo que perdeu a filha para um câncer de rim e que morou no hospital desde que descobriram a grave doença aos cinco meses de vida, mas ela faleceria três anos mais tarde. Quando pergunto para a Dra. Bárbara se ela perdeu muitos pacientes, ela não entra em detalhes, responde apenas que as crianças que perdeu tinham cumprido a sua missão, e ela a dela, da melhor forma que conseguiu.

Conversei com uma mãe de UTI no saguão de entrada do 5º andar do Hospital Sabará, o andar dos pacientes renais, para onde viemos porque o diagnóstico inicial do Leon era um problema renal chamado síndrome hemolítico-urêmica (SHU). Depois de um tempo ali, já conhecia de cor os rostos de alguns pais e avós. Era a primeira vez que eu encontrava aquela mãe. Puxei papo, achando que poderia lhe trazer alguma palavra de conforto – diante dos pais recém-chegados à UTI, eu me sentia como o fantasma do metrô de Nova Iorque no filme "Ghost", que ensina truques de sobrevivência para o personagem de Patrick Swaze, recém-chegado ao mundo dos mortos. "Seu filho está aqui?", perguntei. "Não, dessa vez, ela está no 9º andar". E prosseguiu: "mas já ficamos aqui, no 6º e no 8º também, a Laurinha gosta do Sabará", brincou. A Laura tem seis anos, mas lhe davam poucos meses de vida. Ainda na barriga da mãe, ela foi desenganada com um problema neurológico grave que lhe traria consequências cognitivas e motoras. "Mas ela está aí, firme e forte". E profetizou: "você vai ter a sua vitória e vai confortar muitas mães com o seu testemunho".

Eu não conhecia direito a mãe da Amanda, nós nos vimos apenas em algumas reuniões das "mães de UTI" organizadas pela psicóloga Rose. Quando ouvi o testemunho dela, senti a sua dor. A angústia. O medo. A revolta. Até os dez anos de vida, a Amanda foi uma menina ativa e saudável, mas, de repente, um tumor maligno cresceu no seu cérebro. Ela fez tratamento com os melhores médicos de São Paulo, chegou a ficar em remissão, mas o tumor voltou, dessa vez fatalmente. Quando a gente sabe que uma criança de UTI vai para casa, comemoramos como se fosse uma vitória de todos, por outro lado, quando uma criança "vira estrela", um pedaço nosso vai junto também.

A terceira ressonância magnética não encontrou nada no cérebro do Leon. Se a inexplicável manchinha (parecida com uma "pérola", foi como descreveram) permanecesse ali, seria preciso injetar quimioterapia no líquor para alcançar o cérebro, pois poderia ser um sinal de hemofagocitose. Os melhores radiologistas não chegaram a um consenso sobre o que era a tal mancha, encontrada pela primeira vez na tomografia de crânio feita em Poços de Caldas. Descartadas as hipóteses de AVC, infecção bacteriana, tuberculose e cisticercose, talvez fosse somente uma má formação congênita sem maiores implicações.

04/03/22, Leon completa um ano e dez meses de vida e nós completamos cem dias de internação, que coincidiria com o seu primeiro dia ao ar livre, depois de cem dias dentro de muros, respirando ar-condicionado e só vendo luzes artificiais. Porém, o tão aguardado passeio acabou adiado por questões burocráticas do hospital. Meu corpo fica todo arrepiado quando penso na reação dele ao ser iluminado pelo primeiro raio de sol. Já havia imaginado essa cena uma dezena de vezes e, depois de todo esse tempo na UTI, aprendi a treinar o pensamento para imagens, sensações, lembranças e projeções positivas. Isso faz diferença. Uma baita diferença, que mora, talvez, naquela linha tênue que separa a sanidade da loucura. Porque eu poderia muito bem focar só no lado negativo, ah, poderia. Querer me vingar do mundo por termos sido "premiados" com uma doença tão rara, por ver meu filho submetido a procedimentos tão invasivos, torcer para o mundo acabar de uma vez sob os escombros de bombas atômicas – já que vivemos tempos de guerras – e que morrêssemos todos. Mas escolho afastar esses pensamentos. Às vezes, é difícil acreditar que as forças do bem existem, mas elas existem, e escolher o lado delas faz toda diferença.

Cento e quatro dias depois da internação, Leon pôde ver a luz do sol pela primeira vez. Eu o imaginei correndo na direção do escorregador. Mas ele não correu. O céu estava de um azul intenso, sem o mínimo vestígio de nuvem, somente uns rastros de poeira branca. E a temperatura amena. O sol batia no prédio espelhado à nossa frente e refletia sobre a varanda. A temperatura, a cor, o dia, perfeitos. Mas ele teve febre umas horas antes. Fazia muitos dias que ele não tinha febre, e febre pode ser sinal de ativação da hemofagocitose ou de uma nova infecção. Ele estava abatido. Quis ficar no colo o tempo inteiro. Mas sorriu. Olhou para o céu e sorriu. Respirou fundo. Suspirou. A Mariana, minha irmã, filmou o nosso encontro com o céu. Ele não deu bola para o escorregador. Nós caminhamos até as paredes transparentes do 7º andar que ficam de frente para o cemitério da Consolação, um outro ângulo do mesmo cemitério que vemos a partir do quarto dele, a poucos prédios de distância do Hospital Sabará. Ele viu um ônibus na rua. Falou "bus" empolgado. De repente, um avião cruzou o céu, e ele disse "vão", sorrindo e acompanhando o enorme pássaro de aço sumir no céu. Tentei mais uma vez o escorregador, mas ele não se empolgou, tampouco quis caminhar, embora insistíssemos tanto. Estava cansado, a infecção bacteriana que descobriríamos mais tarde já começava a agir. Quando desisti de fazê-lo se divertir no escorregador, o brinquedo que ele mais amava nos parquinhos, deitamos na rede que dá acesso ao escorregador. Ele no meio das minhas pernas. E ali ficamos contemplando o céu. Ele suspirou mais vezes. Viu o "ubu" lá no alto e, empolgado, acompanhou o altivo voo do urubu. Havia mais de um, então, foram vários voos, vários urubus. Na casa da vovó e do vovô no interior, ele adorava ver os pássaros e reconhecia o canta-rolar estridente das maritacas nos fins de tarde. De repente, um barulho de furadeira, britadeira, sei lá, algum barulho de construção, barulho de cidade que ele também pareceu reco-nhecer, mas logo voltou a contemplar o céu, feliz, e a sequência de suspiros era prova disso. Eu também suspirei feliz.

CAPÍTULO 3

A esperança

> *Na vocação para a vida está incluído o amor, inútil disfarçar, amamos a vida. E lutamos por ela dentro e fora de nós mesmos. Principalmente fora, que é preciso um peito de ferro para enfrentar essa luta na qual entra não só fervor mas uma certa dose de cólera, fervor e cólera. Não cortaremos os pulsos, ao contrário, costuraremos com linha dupla todas as feridas abertas.*
>
> Lygia Fagundes Telles, "A Disciplina do Amor"

Chegamos ao terceiro hospital, o Hospital Samaritano, no último dia de março de 2022, depois de um total de quatro meses e uma semana de internação. Quando chegamos ao Hospital Sabará, Leon estava cego e com abstinência de sedativos, pois não fora preparado para o desmame das medicações que o induziram ao coma no Hospital Climepe de Poços de Caldas. Chegou a São Paulo com as pupilas tão dilatadas, que era impossível reconhecer o azul da íris. Além disso, a cegueira que não se sabe se foi causada pela abstinência de sedativos ou pela amônia altíssima – amônia nunca medida em Poços, porque nenhum laboratório da cidade analisava essa substância sensível, que eu aprenderia, precisa ser colhida do sangue e enviada imediatamente para análise laboratorial. No Sabará, cuidaram de um Leon cego e abstinente, que não falava e sequer se matinha sentado. Lá, ele sofreu quatro infecções hospitalares, adquiriu uma hipertensão de difícil controle, a sua barriga começou a crescer progressivamente e o fígado foi o órgão mais machucado pela doença.

A transferência para o Samaritano aconteceu devido à necessidade de realizar o transplante de medula óssea (TMO), a sua única chance de cura. Embora o exoma tenha resultado negativo para uma doença genética, a sua hemofagocítica provou-se refratária ao tratamento convencional. A partir de então, ficaríamos sob os cuidados da equipe da "melhor transplantadora do Brasil", segundo dizem em coro, a Dra. Adriana Seber.

Mais uma vez, uma transferência noturna que, dessa vez, nos levou para um quarto com uma janela que abre para o exterior e sem persianas atrapalhando a visão. Sim, a janela abre. É ar natural. É vista natural. É enfermaria, não é UTI! Eu achei que o Leon fosse querer ficar grudado na janela para olhar o mundo de fora, mas ele recusou todas as minhas tentativas.

No nosso segundo dia na nova casa, ele começou a relaxar. Timidamente. É um processo lento. E passa uns bons minutos comigo e com a vovó na janela. Aponta "cá" para o chão, sinalizando os carros, fala "oi" e acena com as mãos, vê os prédios logo à frente e olha para o céu procurando um "vão", avião. Sou inundada pela felicidade mais plena simplesmente por ele querer observar a rua.

Saio do Samaritano carregando uma sacola com três pratos de sopa, ovos cozidos, uma porção de mousse de maracujá, duas caixinhas de suco de laranja, talheres e guardanapo. Não vai ser difícil encontrar pessoas ávidas pela doação. Tem muita gente com fome em São Paulo. Estava admirada com a fartura das refeições para dois acompanhantes de um bebê hospitalizado há mais de quatro meses e cujo diagnóstico ainda batalham para concluir. Na rua, vejo dois rapazes do outro lado da avenida, dividem alguma coisa, talvez uma garrafa plástica de cachaça. Está escuro e prefiro não arriscar. Se fosse alguns meses atrás, antes de furtarem o meu celular, eu já estaria entre eles. Mas carrego o computador na mochila e acho mais prudente seguir o caminho para casa, para onde eu não vou há mais de quarenta e oito horas. Passo no supermercado, à procura de algo alcóolico. Quero algo que não deixe rastros, já que os meus pais estão em São Paulo e estão pegando no meu pé pelo excesso de bebida. Eles têm parcialmente razão: eu não estou bebendo descontroladamente, mas antes eu nunca bebia, eu raramente bebia, na verdade. Será mais por influência do Pedro ou pela necessidade de anestesiar o fardo da doença?

Na saída do mercado, encontro um menino sentado no chão. Explico o que tem na sacola e pergunto se ele quer. Ele tem sacolas apoiadas no chão. Ele aceita a minha comida e agradece, quase emocionado, olhando fixamente nos meus olhos. Eu procuro uma afinidade, querendo identificar algo em comum entre nós, esperando uma reciprocidade, talvez algo divino que justifique o nosso encontro, mas ele logo vira as costas e vai embora. Sigo meu caminho, vou passar a noite com o Pedro.

No dia seguinte, quando acordo e leio a palavrinha "alta" acompanhada de *emojis* de palmas no grupo de Whatsapp criado pela equipe do TMO, meu coração sorriu. Sim, sorriu, bateu forte, feliz, aliviado, com medo, ansioso. Vamos para c-a-s-a! Depois de quatro meses e dez dias de hospitalização. As médicas já tinham comentado a vontade de nos mandar para casa, enquanto aguardamos o resultado de exames para saber se o transplante será mesmo necessário. "Descolonizar das bactérias do hospital e dar uma animada", justificou a Dra. Carla. "Porque a gente quer o Leon brigando para não voltar para o hospital, não gostamos de criança abatida", ela falou algo assim e completou: "Leon está há muito tempo no hospital, um tempo em casa vai lhe fazer bem".

Mas a alta atrasou. Passamos o dia todo à espera dela, que só chegou no fim da tarde, e só conseguimos sair do hospital pouco depois da meia-noite, já em 5 de abril. Os medicamentos na veia atrasaram, mas principalmente a burocracia do convênio para liberar a alta. Quando o convênio finalmente liberou o ambulatório, precisamos aguardar uma transfusão de sangue, geralmente feita em duas horas – perdi as contas de quantas vezes ele precisou transfundir "concentrado de hemácias".

A Fer, minha irmã, chegou por volta das 20h para levar a nossa mãe para arrumar o "trono do nosso rei", nas palavras dela. Quando a Fer voltou, foi a minha vez de sair para comprar leite e medicações para o Leon. Parece que ele sabia, sentia que iria para casa. Ele entende tudo! Quando conversamos com as médicas sobre a sua condição clínica, ele fica atento escutando. Na maior parte das vezes, cabisbaixo, só não tão cabisbaixo como quando me vê chorando. Sempre que me vê chorando, inventa alguma gracinha para levantar o meu astral. Diz "mamã" e sorri, pede "apé" (Peppa), coloca o indicador no centro da mão, um sinal para a música do "Pintinho Amarelinho" que, antes dele, me lembrava o Gugu Liberato em seu bizarro "Domingo Legal", dançando no palco ao lado de assistentes seminuas. Essa música, a preferida do Leon, ganhou outro colorido para mim, ainda bem. A primeira vez que ele mexeu os pezinhos, antes inquietos, no leito de hospital foi para coreografar o verso "ele cisca o chão". Graças a essa música, ele aprendeu a falar algumas palavrinhas novas, como "vão" (gavião). Porque o aprendizado dele foi certamente prejudicado. Num leito de hospital.

Nos três hospitais onde moramos, muita gente (muitas mesmo) disse nunca ter conhecido uma família tão presente quanto a minha. Quando o Leon parou de urinar e fomos internados às pressas em Poços de Caldas, a cerca de 50 km da cidade dos meus pais, Vargem Grande do Sul, eles não titubearam em se mudar comigo para lá, onde a Ana Laura, uma amiga da minha mãe, nos emprestou seu apartamento para que não precisássemos nos preocupar com hotel ou a busca por uma casa ou lugar para ficar. Contrariando o que prevê o Estatuto da Criança e do Adolescente, o hospital proibia a permanência de acompanhante na UTI, e meus pais iam e voltavam comigo do apartamento para o hospital quantas vezes fossem necessárias – eu não sei se teria sobrevivido a esses dias de terror sem eles. Depois de um mês, Leon foi transferido para o Hospital Sabará em São Paulo, onde a minha mãe passou a revezar os dias e as noites no comigo, com sua fé inabalável e seu bom humor invejável, sempre me encorajando a não desistir. Em família, costumamos brincar que fundamos uma religião chamada "Leonismo". Cada um de nós ama o Leon de uma maneira especial, e ele, mesmo tão pequenino, parece conhecer a fundo as nossas personalidades e estabeleceu uma relação única com cada um: a vovó, o vovô, as tias "Pepê" (Fer) e "Naná" (Mariana), a "Didi" (a madrinha Lúcia), os tios "Aão" (Carlão) e "Tuandi" (Anderson). E o Leonismo angariou novos adeptos por onde passamos.

Mas voltemos à alta. Finalmente, as últimas bagagens arrumadas, nos encaminhamos para a porta, quando a enfermeira chega com uma cadeira de rodas que nos levará ao subsolo para pegar o carro da minha irmã. Ele faz "não" com o dedinho indicador. Então, lhe digo que, para andar de carro, precisa ficar na cadeirinha porque "o guarda" não pode vê-lo fora dela. Ele parece se lembrar dessa fala, em algum momento, lá atrás, quando as viagens de carro faziam parte da nossa rotina.

Entramos no elevador que tem um ventilador com um barulho irritante no teto, dessa vez não estamos na maca, mas numa cadeira de rodas. Passa da meia-noite, e ele está com sono – isso porque não tomou o antialérgico que precede a transfusão de sangue e o deixa ainda mais sonolento. Quando a porta abre no subsolo, Leon permanece imóvel, mas atento a tudo, no meu colo. Embora estivéssemos hospitalizados há tanto tempo, eu às vezes custava acreditar quão passivo ele se tornou. Ele era tão "ativo", como dizia o meu pai, que meu instinto sempre era pensar que ele causaria alguma estripulia fora de lugar – eu daria qualquer coisa no mundo para viver aquela sensação novamente. Eu me esforço para lhe mostrar o mundo ao redor, mesmo que o mundo se resuma ao elevador. A "tia Pepê" e a enfermeira que conduz a cadeira de rodas ao estacionamento do hospital se juntam a mim no esforço de narrar tudo que vemos nesse pequeno trajeto, de modo lúdico e eufórico. Leon se empolga somente quando avista uma criança um pouco maior do que ele que a enfermeira diz também ter recebido alta. Leon olha para ela e permanece acenando curioso, até o nosso carro chegar.

Nossa temporada em casa dura menos de doze horas, porque na manhã seguinte precisamos voltar ao ambulatório para administras as medicações endovenosas. Lá, ele tem febre e precisa ser internado novamente. Alguns dias depois, a hipertensão sai completamente do controle, o excesso de líquidos no seu corpo acaba inundando os pulmões e ele precisa ser intubado. A intubação me provoca uma série de gatilhos, e eu finalmente aceito fazer uma consulta psiquiátrica. Passo a tomar lítio para controlar meus episódios de fúria e, de fato, me sinto mais controlada sob o remédio, mesmo tendo dores de cabeça como efeito colateral. Sinto-me forte o bastante para romper com o Pedro, que não me dá o suporte esperado, ou melhor, nenhum suporte no momento mais crítico da internação do Leon desde que a doença eclodiu.

Leon fica intubado e, portanto, sem comer por dez dias. Quando as médicas autorizam a extubação, passa a ter dificuldades para engolir, com o risco de broncoaspiração. Por isso, todos os líquidos devem ser dados com um espessante, um pó sem sabor usado para engrossar.

Menos de um mês depois, alguns dias após o seu aniversário de dois anos, Leon precisa ser intubado novamente, dessa vez em estado ainda mais crítico. As cópias do citomegalovírus (CMV) aumentaram devido à baixa imunidade, e o antiviral ganciclovir – uma medicação tão forte que somente as enfermeiras podem instalar, usando um avental especial e uma máscara de carvão, quase uma roupa antinuclear porque, se esse remédio cair sobre a pele delas, configura acidente de trabalho – zerou o vírus no sangue, mas não nos pulmões.

A segunda intubação dura uma semana e, depois de extubado, a dificuldade de engolir prossegue, agravada pela diminuição do estômago, em desuso há um mês. Ele precisa fazer biopsias do fígado, do esôfago e dos rins nesse período, passa a vomitar com sangue e todo esse quadro compromete ainda mais o apetite. Ele perde muito peso, regride de 12kg para

9kg. Para garantir o aporte de nutrientes necessários, a equipe médica resolve retirar a sonda nasogástrica e colocar uma gastrostomia, uma sonda diretamente no estômago, e aumentar o volume de dieta progressivamente, até o órgão dilatar e ele ganhar peso novamente. Nós lhe oferecemos as mais diversas opções de alimentos, mas nada desperta o seu interesse, para a nossa tristeza e incredulidade.

Alguns dias depois da cirurgia da gastrostomia, as médicas comunicam que o transplante não será feito imediatamente como previsto. O doador do banco de medula, 100% compatível com o Leon, fez a sorologia para CMV, resultou negativo, e elas não querem infundir uma medula que não sabe combater um vírus que deu tanto trabalho desde o início do tratamento. Eu dou saltos e gritos de alegria, quando a Dra. Adriana conta que aguardaremos um novo doador em casa.

23/06/22, aniversário da avó paterna do Leon, a Daniela, de quem ele herdou a cor da pele, a forma e a profundidade dos olhos. É também o dia da tão sonhada alta médica, depois de sete meses de hospitalização. Onde quer que a Daniela estiver, ela estará em júbilo por nós!

Enquanto eu empurro o carrinho, os meus pais e a Lúcia caminham lado a lado conosco, sem saber direito o que fazer, para onde apontar, se rir ou se chorar. Os olhos do Leon para a rua é das coisas mais lindas que já vi na vida. Olhos de maravilhamento, mãozinhas acenando para tudo que cruza o seu caminho, os carros, as árvores, o céu, tudo em movimento, a seu alcance depois de tanto tempo. É como se a felicidade daquele momento conseguisse plasmar as feridas de uma internação tão prolongada numa *"gota de orvalho numa pétala de flor"*. Porque nosso "guerreiro amarelo planetário", de acordo com o calendário Maia, é a prova concreta de que milagres existem.

Em casa, precisamos de um tempo de adaptação. Escrevo uma tabela para conseguir administrar as dezoito medicações distribuídas em quatro períodos do dia: jejum, manhã, tarde e noite. Além disso, são seis porções de dieta enteral pela gastrostomia, cada uma correndo em pelo menos uma hora e meia para evitar vômitos, que são frequentes. Também precisamos de cuidados com o banho, sempre feito com uma proteção sobre o cateter no peito para prevenir a entrada de água. E, por fim, nos organizamos para comparecer duas vezes por semana ao ambulatório do hospital, para colher exames laboratoriais e especialmente para as transfusões de sangue, já que a doença está controlada, mas não acabou. Para conseguir dar conta de todas essas demandas, contamos com a ajuda em meio período da Bruna, enfermeira que conhecemos no Sabará, e do *homecare* para fisioterapeuta e fonoaudióloga. Aos poucos, Leon começa a engatinhar e arrisca uns passinhos, até cair e ficar com medo de caminhar novamente. Ele também volta a ingerir líquidos sem espessante e recebe alta da fonoaudióloga.

Pelo menos duas vezes por dia, nós saímos para passear pelo bairro, e ele parece conhecer cada canto de Higienópolis. Pede para ir à padaria e à sorveteria, mas gosta mesmo é de ficar admirando a fonte da nereida Anfitrite e de seu filho Tritão no parque Buenos Aires. Eu o imagino estupefato diante da beleza das fontes italianas, como a Fontana di Trevi, e sonho com a nossa viagem para o país que é a minha segunda casa e onde ele foi concebido. Leon também gosta de passar na frente da Escola Pan-Americana de Artes, no cruzamento da Avenida

Angélica com a Rua Pará, e eu geralmente paro alguns minutos na esquina oposta e observo a sua inusitada contemplação. Como o parquinho do parque Buenos Aires está constantemente abarrotado de crianças e Leon não pode ter contato com elas por conta da imunossupressão, eu escolho horários alternativos para levá-lo ao parquinho da Praça Villaboim. Ele volta a ser criança novamente, ainda que não saia correndo para fazer travessuras comuns à sua faixa etária. Com a doença em remissão, somos autorizados a viajar para Vargem e para o Guarujá, onde ele brinca na areia da praia e suspira feliz como há muito tempo não fazia – é curioso como ele olha para o mar do mesmo jeito que olha para mim.

Numa sala minúscula e claustrofóbica, as minhas mãos tremem, enquanto lágrimas escorrem pelo meu rosto sem sinal de vergonha ou de restrição. Levanto, sento, saio, não saio, grito, não grito. Escuto passos de salto alto do lado de fora, dessa vez deve ser a "pessoa do jurídico" que a recepcionista prometeu que logo viria falar comigo. Me engano, o chá de cadeira segue firme. Olho no relógio e já se passou mais de uma hora desde que cheguei. Pego o celular para me distrair, tem uma coleção de reportagens em janelas abertas no navegador. Começo a ler para vencer os pensamentos ruins. "Lutar pela vida do meu filho num mundo desses? Não seria melhor dar cabo da minha vida e da dele de uma vez?". Eu acabei de falar isso para a recepcionista. Ou não falei? Pensei isso de verdade? Eu teria coragem? Um mundo de merda onde nem na área da saúde a vida é prioridade. O ser humano é uma merda. Se os outros animais tivessem religião, nós seríamos o diabo. Receio que eu não teria coragem de dar cabo de nada, especialmente do maior presente da minha vida, um bebê que luta bravamente desde que a doença o tomou de assalto. Eu não tenho o direito de pensar uma coisa dessas. Leio uma matéria sobre a biografia da bell hooks, sem conseguir me concentrar. Do lado de fora da sala, o barulho de passos, ligações, conversas continuam invadindo o espaço de paz que estou lutando para conquistar dentro de mim. O *blin blin* intermitente do elevador. A "pessoa do jurídico" estaria a caminho? E se eles descobrirem que eu mudei de CNPJ e quiserem cancelar o meu convênio? E se estiverem demorando porque vão negar o transplante do meu filho?

A internação para o transplante estava programada para 07/10/22 e não cogitávamos uma negativa, pois o convênio autorizou o procedimento em junho. Mas, dois dias antes da data agendada, as médicas solicitaram a minha presença no jurídico do hospital. E lá, me informaram que o convênio negou o transplante, alegando que a doença do Leon não está no rol de doenças da Agência Nacional de Saúde (ANS), portanto, eles não são obrigados a cobrir. Uma mentira descarada, já que o nome da doença está escrito *ipsis litteris* no rol da ANS.

Conversando com a advogada que precisei contratar para entrar com um pedido liminar na Justiça, ouço relatos similares: os convênios médicos costumam negar os pedidos de transplante com as justificativas mais esdrúxulas. E nada acontece, n-a-d-a acontece com eles. Nem mesmo danos morais a Justiça concede para quem precisa brigar para fazer valer seus direitos. Se vivêssemos num país (num mundo) onde a vida vem antes do lucro, existiria uma punição séria para essas seguradoras de saúde, como, sei lá, impor multas milionárias ou impedir o seu funcionamento. Mas não, na Justiça brasileira, o juiz, em decisão liminar, obrigou o plano a autorizar o transplante e estipulou uma multa diária de mil reais pelo não cumprimento da decisão. O convênio não obedeceu a liminar, e a advogada precisou entrar com um novo pedido para aumentar o valor dessa multa. Uma semana depois, ganhamos a segunda limiar, que subiu para mil e quinhentos reais o valor da multa diária pelo não cumprimento da decisão, e o convênio continuou ignorando a Justiça. Foi quando eu senti que precisava entregar pessoalmente essa liminar na sede do convênio.

E voltamos para a minha figura presa numa sala gelada, quando a recepcionista, enfim, me chama, junto com a representante do convênio. "Quer um café, uma água?". Ela arregala os olhos, provavelmente por ver os meus olhos inchados de chorar. Eu aceito e agradeço, e ela me isola novamente na sala por medo de um escândalo, eu acho. Eu saio atrás dela e peço uma previsão da "pessoa do jurídico", afinal, tenho um filho doente para cuidar e preciso voltar para casa. Alguns instantes depois, um advogado entra na sala e me informa que a sua estagiária está imprimindo os últimos papéis para me entregar: a guia de autorização para o transplante me será dada em mãos.

CAPÍTULO 4

O transplante

Do mesmo modo que te abriste à alegria
abre-te agora ao sofrimento
que é fruto dela
e seu avesso ardente.
Do mesmo modo
que da alegria foste
ao fundo
e te perdeste nela
e te achaste
nessa perda
deixa que a dor se exerça agora
sem mentiras
nem desculpas
e em tua carne vaporize
toda ilusão
que a vida só consome
o que a alimenta.

FERREIRA GULLAR, "Aprendizado"

Faço as malas com extremo cuidado, repassando uma a uma das inúmeras recomendações para o transplante de medula óssea, o famigerado TMO. Não pode urso de pelúcia, brinquedo de madeira, livros impressos, plantas com terra, cortina, tapete, tudo que pode juntar fungos – todo e qualquer agente infeccioso em potencial precisa ficar o mais longe possível de um futuro transplantado. Separo mais itens do que parecem caber nas malas, é tanta coisa para levar para mim, para ele e para a minha mãe. As médicas explicaram que a internação será de, no mínimo um mês, no qual ficaremos em isolamento total, já que o caminho para a "pega" da medula é árduo, e o corpo do Leon ficará completamente sem defesas nesse período e, por isso, nós, as acompanhantes, não podemos sair do quarto e correr o risco de contrair infecções e passar para ele. Regime fechado para nós três.

Observo cada cantinho da nossa casa e troco com eles confidências silenciosas: em breve voltaremos renovados, e o Leon, com uma medula nova doada por mim. Sim porque, nos quase quatro meses aguardando o transplante, procuraram incansavelmente um doador inscrito no banco internacional de doadores de medula óssea (REDOME) que tivesse entre 90% e 100% de compatibilidade com ele. Encontraram alguns candidatos, mas, quando eles eram chamados para fazer as sorologias, resultavam negativos para os vírus que podem causar problemas depois da pega da medula. Mesmo sendo apenas 50% compatível com o Leon, acabei sendo a opção escolhida por ter uma medula positiva para vírus como herpes e CMV e que, portanto, sabe combatê-los. Ora, se sabiam que eu poderia ser a doadora, por que não me elegeram desde o início? E se 50% de compatibilidade não for o bastante? E se a medula não pegar? Na minha consulta com a Dra. Edna, a hematologista que coletará a minha medula, arrisquei tocar no assunto, e ela disse que desconhece casos em que a medula não pegou – eu me apego a isso, mas o medo ainda me assombra, sobretudo quando a equipe do transplante pede os dados das medulas das tias do Leon, Mariana e Natasha, ambas inscritas no banco de medula, para "ficar de backup". Prefiro me calar sobre outra dúvida: a medula envelhece? O Leon vai receber uma medula de quase quarenta anos. Quando ele chegar aos sessenta, a sua medula terá cem anos. Uma medula pode viver cem anos? Esse cálculo é mais uma das minhas paranoias? Mas, se fosse paranoia, por que a inscrição no REDOME é vetada a pessoas com mais de trinta e cinco anos de idade?

Na véspera da internação, levo o Leon para ver o pôr-do-sol na praça Charles Miller, em frente ao estádio do Pacaembu. Sinto-me como Edward Norton no filme "A Última Noite", que acompanha o personagem na véspera de ele se entregar para a polícia para cumprir pena de prisão. O medo é real, o choro também, mas a confiança é inabalável. Invoco todas as forças do universo e da natureza para nos proteger. Planejo uma rotina no hospital com yoga, meditação, boa alimentação e oração. Coloco a mão no herpes que estourou na minha boca durante a reunião com as médicas sobre o processo do transplante, o cronograma de medicações e os efeitos colaterais esperados. Está quase imperceptível. Deposito uma fé desmedida na minha medula funcionando no corpo dele, o meu sangue correndo no sangue dele. Mentalizo a cura total.

Chegamos ao 8º andar do Hospital Samaritano, o andar do TMO e do isolamento. É lá a nossa nova casa temporária, por pelo menos um mês. É lá que começará o processo do transplante, computado em dias. O "D zero" é o "dia D", o dia da infusão da medula nova. A contagem regressiva começa dez dias antes do "D zero", portanto o D-10, quando tem início o chamado condicionamento. Nos dez dias de condicionamento, são administradas quimioterapias para destruir a medula doente e outras medicações para estimular a "pega" da medula nova, quando a medula doada passa a produzir as células do sangue (leucócitos e plaquetas) nas quantidades necessárias, sem precisar de transfusão e medicações. Esse período leva, em média, de duas a quatro semanas. Nossa programação é fazer o condicionamento de 21/10/22 a 31/10/22, quando colherão a minha medula, para realizar o transplante em 01/11/22, o "D zero".

Leon se envaidece com o carinho das pessoas que chegam no quarto, faz gracinhas, gosta de ser o centro das atenções – as pessoas que trabalham com pacientes pediátricos graves são um capítulo à parte, são verdadeiros anjos encarnados. Entre tantas lições de sabedoria que a Renata, técnica de enfermagem, nos dá: "até a vitória, existe um processo e, no tempo desse processo, só podemos determinar se agradecemos ou se reclamamos"; "esse lugar é um casulo; vocês vão se preparar para voar". Para aliviar minhas angústias, ela conta histórias de mães que sofreram mais do que eu, como uma mãe que veio do Nordeste só com "a roupa do corpo" em busca da cura para a "filha desenganada" e precisou deixar a outra filha para trás. Conta que elas ficaram mais de um ano em São Paulo para o tratamento da menina, a menina no Hospital das Clínicas, e a mulher dormindo num abrigo, dependendo de doações para sobreviver. Fala de uma mãe de trigêmeos, presa com um dos filhos no transplante, enquanto os outros dois telefonavam de casa aos prantos de saudades.

Soube que o Leon ficaria conectado com a medicação heparina em tempo integral – profilaxia para doença veno-oclusiva (DVO). Eu choro, pensando na perda de mobilidade dele, enquanto o enfermeiro Tom explica que ele vai precisar de muitas vias durante o transplante porque muitas medicações o aguardam: quimioterápicos, antibióticos profiláticos, reposição de eletrólitos, via para exames, via para hemocomponetes (transfusão de hemácias e plaquetas que ele vai tomar de hora em hora). E também vai precisar de diurético para estimular a urina, já que o volume de líquidos que entrará em seu corpo é enorme – nessa hora, eu estremeço, ao lembrar que o excesso de volume de medicações inundou seus pulmões e o fez ser intubado em estado gravíssimo alguns meses antes.

O antialérgico faz efeito rebote, e Leon adormece um pouco antes das 22h, agitadíssimo, pedindo revezamento para mamãe e vovó deitarmos na cama com ele. Seu passatempo preferido é acionar os botões para levantar e abaixar a cama hospitalar. Faz isso incontáveis vezes, até eu me preocupar que ele pode quebrar o dispositivo e o fazer parar, ou mesmo que esses movimentos não sejam bons para ele. Ele chora.

Às vezes, eu quero um tempo para mim, para ler, escrever, ficar de bobeira, mas ele exige atenção em tempo integral. Então, a culpa me lembra que, se está sendo estressante para mim, imagina para ele. O repertório para entretê-lo parece insuficiente: desenhar, contar histórias, brincar de fazer comidinha e de empilhar lego. Sempre sentado, ele não quer ficar de pé, sobretudo agora com a mobilidade mais restrita, conectado 24h por dia a uma medicação. E assim seguiremos até o final do transplante, com mais medicações, inclusive. Mas quero pensar que é o *sprint* final para a cura. Tenho fé que, depois de toda essa luta, vamos ganhar uma força e uma capacidade de regeneração sem tamanho.

Desde que fomos internados, os vazamentos da gastrostomia, o orifício no estômago que serve para a nutrição dele, aumentaram. A sua nutrição vem quase integralmente da gastrostomia, faz tempo que ele come feito um passarinho, mas nenhuma médica deu um veredicto sobre isso. Depois de fazer as medicações, vazam restos de leite, além de um líquido transparente. No fim do dia, resta um pouco de sangue ao redor do orifício e, por isso, colocam-no de jejum para fazer uma endoscopia. Vão aproveitar o jejum para agendar exames de imagem que precisam de sedação, como ressonância magnética do crânio e da pélvis. Depois de quinze horas sem poder comer, ele finalmente adormece chorando e pedindo "papá". Como eu gostaria que ele estivesse encardindo as roupas com frutas, chocolate, guloseimas. Mas ele está de jejum forçado pela enésima vez. E, pela enésima vez, a copeira precisa disfarçar sua entrada e colocar a comida das acompanhantes no banheiro, para ele não se alvoroçar.

Mais uma noite difícil, ele dorme tarde, muito tarde. Eu digo impropérios, blasfemo, como uma mãe normal, em casa, quando o filho não quer dormir e, de certa forma, isso me dá alguma alegria. Olho para ele e não o reconheço com tantos fios conectados ao corpo. Choro, pensando que ele não é mais um ser humano, que os remédios o transformaram num mutante. Duvido que ele será capaz de suportar tudo isso por muito tempo. Choro mais. Tento respirar profundamente. Paro de tentar. Me martirizo. Deus tem me feito me sentir como Jó, um homem que perdeu casa, dinheiro, filhos, mas decidiu confiar Nele e tudo lhe foi restituído em dobro. Gozarei do mesmo desfecho, mesmo tendo uma fé vacilante e condicionada à concretização do meu milagre? Se eu não obtiver o meu milagre, vou continuar tendo fé? Não sei, só sei que gostaria de passar esse tempo hibernando.

Um dia de cada vez. Vencemos mais um dia. Benzo o quarto inteiro, quando começa a quimioterapia chamada furazabida. Faço o mesmo para bussulfano, cujo nível sérico no sangue precisa ser medido oito vezes ao dia para ajustar a dosagem. Esta "QT" (quimioterapia) é acompanhada de um anticonvulsivante porque pode provocar convulsões. A Dra. Márcia me consola: "olhe para ele e veja se tem algum sinal de falha de cognição? Ele está ótimo".

Eu me interno no domingo à noite, 30/10/2022, dia do segundo turno presidencial, o "dia D" para o Brasil se livrar de Jair Bolsonaro. A coleta da minha medula está programada para segunda-feira de manhã, e meu pai chega hoje de Vargem para ser o meu acompanhante na internação. Eu queria chamar o Pedro, mas minha mãe proibiu, não quer correr o risco de encontrá-lo no quarto ao lado do Leon, onde eu ficarei internada. Ela nunca quis conhecê-lo e não consegue entender como eu fui capaz de me envolver com um homem alcóolatra e mentiroso, especialmente de permanecer com ele depois de todas as suas mentiras.

A vitória apertada de Lula, mas larga como derrota para Bolsonaro, se considerarmos que ele detinha o controle da máquina pública, orquestrou um gigantesco esquema de *fake news* para minar a confiança no sistema eleitoral e tentou cooptar a Polícia Rodoviária Federal para impedir eleitores do Nordeste de votarem, sem falar no orçamento secreto e no assédio eleitoral de pastores evangélicos e de empresários bolsonaristas a, respectivamente, fiéis e empregados. O resultado da eleição me faz ir de alma lavada para o centro cirúrgico. Hoje é o dia em que o Brasil começa a renascer, eu penso; amanhã, será a vez do Leon, tão pequenino, mas com a biografia de um gigante.

A coleta da minha medula é um dia de dor e alegria para mim e de descanso para o Leon. Sou acordada pela enfermeira Cida às 5h30 para tomar banho com clorexidina, "mas sem molhar o cabelo". Por volta das 6h, a Dra. Edna passa no quarto com alguns tubinhos e diz que precisa coletar o meu hemograma mais uma vez. Eu peço para fazer isso no centro cirúrgico, quando estiver sedada, e ela concorda: "tinha esquecido que você tem esse problema". Por "esse problema", ela quer dizer o meu pavor de agulha. (Quando faço exame de sangue, sinto uma pequena explosão na região da picada e me contorço para compensar o esforço das minhas células, ao mesmo tempo em que mordo com força os polegares.)

Rezo e choro – para variar – antes de apagar com a sedação. Acordo com a imagem de uma agulha gigantesca furando o osso da minha lombar e extraindo o elixir da cura do meu filho: a minha medula. "Foi tudo bem", a Dra. Edna assegura. Ela conta que retirou 400ml de células da minha medula, que hoje eu vou continuar em quarto separado do Leon porque eu preciso ser monitorada e não posso pegá-lo no colo. Mais tarde, vou fazer um novo hemograma para entender se a minha hemoglobina caiu muito, talvez eu precise repor um pouco de ferro. Sinto uma dorzinha incômoda na lombar e tomo apenas dipirona, não preciso mais de morfina. Durmo o dia todo.

01/11/22: Leon é a 201ª criança a fazer o TMO com a equipe da Dra. Adriana Seber no Hospital Samaritano. Minha mãe, meu pai e eu observamos atentamente a instalação do que parece uma transfusão de sangue normal. Nós nos abraçamos e rezamos de mãos dadas – o Leon, inclusive, porque ele adora rezar.

Flashes da minha vida se sucedem diante dos meu olhos: os pés balançando dentro do açude no meio de uma pescaria com o meu avô, irmãs e primas, a corrida ensopada atrás do "chuveirinho" que irriga as hortaliças, o primeiro beijo, a formatura no colégio, a primeira vez na Itália. Tudo passa rápido demais, não dá tempo de fotografar. Meu olhar condescendente com aquela Marina, tão pura e inocente, que jamais imaginaria viver um momento como esse, embaralha-se a uma rápida sequência de imagens do Leon desde que vi a sua cabeça pontuda como a de um ET arrancada à fórceps do meu útero. Detenho-me numa imagem: segurando-o no colo pela primeira vez, enquanto ele me olha com uma expressão atenta e amorosa, exatamente como faz agora.

04/11/22: hoje ele completa trinta meses de vida ou dois anos e meio de vida. Eu lembro o texto emocionado que escrevi exatamente um ano atrás. Faz quase um ano que a vida dele, a nossa vida está restrita ao universo hospitalar e grande parte do vocabulário que ele desenvolveu nesse período é relacionado ao universo médico. Choro muito e não consigo escrever. Olho o relógio de hora em hora, os minutos se arrastam. Esporadicamente, a bomba de infusão de medicação apita. Quando consigo fazê-lo dormir, alguém entra no quarto para pesar, medir os sinais vitais, coletar exame de sangue. Quando consigo sentar para comer, o Leon começa a vomitar. E saber que náusea, vômitos e diarreia são efeitos colaterais esperados no processo do transplante não alivia a dor de ver um filho passando por tudo isso. Tem dias que nada alivia a dor. A psicóloga do hospital vem conversar comigo e responde aos meus lamentos de que nunca teremos uma vida normal: "ele será uma pessoa atenta com as questões de saúde e isso amplia as perspectivas de uma vida saudável". Peço um remédio para hibernar. Mais uma vez em vão.

Ele está tomando remédios mais fortes, o que justifica os vários episódios de vômito ao longo dos dias, bem como a intensificação da diarreia. A fisioterapeuta faz laser no bumbum para evitar assaduras. No final do dia, ele tem febre, e as médicas entram preventivamente com antibióticos, enquanto não sai o resultado da cultura de bactérias. Para me consolar, dizem que ele não se lembrará de nada disso. Mas como a rotina hospitalar, a administração de remédios infinitos, as transfusões de sangue, os exames de sangue e de imagem, a medição dos sinais, as manipulações no corpo... como será que tudo isso vai repercutir no subconsciente do Leon? Ele vai ser uma pessoa mais resiliente do que as outras?

Estamos no D+5, cinco dias depois da infusão da medula. A medula nova costuma "pegar" de duas a quatro semanas depois do D zero, temos muito chão pela frente. Ontem, terminou a quimioterapia, e o Leon continua fazendo laser na boca diariamente para evitar mucosite, mas vomitou traços de sangue, sinal de que pode ter mucosite no trato digestivo.

Eu sempre quis ser uma mãe que deixa o filho descalço na praça, no parque, na terra, na rua. Sempre lavávamos as mãos com muito sabão ao chegar em casa e sempre acompanhados de álcool em gel, afinal, estávamos acostumados, Leon nasceu no auge da pandemia. Mas sempre acreditei que a superproteção ia além da "frescura", impediria a criação de anticorpos. Tinha horror em me tornar uma mãe que não deixa os filhos encostarem em nada. Prometi para mim mesma que nunca me transformaria naquele modelo paranoico de mãe. Acho que fiquei traumatizada com um jovem casal que conheci na Itália. Quando fui visitar o seu bebê com algumas semanas de vida, fui surpreendida com um *"non toccare"*. Ninguém podia segurar o bebê no colo, nem mesmo os avós. Eles haviam feito esse pacto para que não houvesse ciúmes ou disputas: até quatro meses de vida, absolutamente ninguém pegaria o bebê, além dos genitores. "E a médica?", eu perguntei. Sim, a médica era a única exceção, mas fora ela, ninguém podia encostar no bebê. Eu era tão "relax" com o Leon, que deixei uma desconhecida segurá-lo no colo, levá-lo até o seu guarda-sol e lhe oferecer um pastel gorduroso, típico das barraquinhas de praia do Guarujá, quando estivemos lá uma vez. Até Coca-Cola ela lhe ofereceu e só ali eu interferi.

Eu também planejava matriculá-lo numa escola pública para aprender a conviver com gente de todas as classes sociais, gênero, raça e etnia, tudo, tudo que a raça humana puder ser. Tudo. Eu sempre quis tudo. E com ele não seria diferente. Queria criá-lo longe de preconceitos, de frescuras, de pensamentos pequenos. Queria o meu menino grande. Não por acaso, o primeiro presente que comprei, quando descobri um bebê na barriga, foi uma luminária em formato de globo terrestre para ratificar, todas as noites, o plano de dar a volta ao mundo.

E quanto dói pensar que, diferente do que eu gostaria, vou precisar emprestar muito da paranoia daquelas mães sobre fungos, vírus e bactérias, peremptoriamente. Uma criança transplantada poderá ter uma vida normal? "O que é vida normal?", a minha prima Bebel me perguntou um dia desses. Nunca foi tão fácil como agora responder essa pergunta: vida normal é vida sem doença. Quanto dói pensar no futuro do meu filho. Que sequelas ele poderá sofrer pelo número atroz de medicações a que foi, está sendo e ainda será submetido? A enfermeira Cida me consola, dizendo que crianças como o Leon são espíritos evoluídos que nascem e aguentam tudo isso para nos deixar ensinamentos importantes.

A Nilce, funcionária da limpeza, contou dos seus filhos Davi, Rian e Alex. Eu sabia do Alex porque, desde o dia em que chegamos, ela falou que ele se parecia com o Leon quando era um bebê. Hoje eu perguntei como ele e os irmãos estavam e acabei descobrindo que os três são os filhos que moram com ela. Eles têm respectivamente catorze, nove e sete anos. Ela tem outros dois filhos que já são independentes: Stefanie, de vinte e três, e Guilherme, de dezenove, que saiu recentemente de casa para se casar com uma menina de quinze. "Eles falam que eu sou general, mas até os dezessete anos ficam na minha aba, nas minhas regras", diz ela, uma mãe solo do bairro periférico da Brasilândia.

Ela não quer pensão do pai, "vai enrolar pra pagar, vai ficar uns trinta dias preso, depois vai sair e não vai dever mais dinheiro algum". Responde que seu salário dá, sim, para pagar o aluguel e sustentar os filhos. Acorda todo dia às 3h30 para pegar o ônibus das 4h15 até a estação Barra Funda, onde embarca numa van fretada até o Hospital Samaritano. Às 6h em ponto começa a trabalhar. Seis dias trabalhados para um dia de folga. Sugiro que seria melhor se o pessoal da limpeza gozasse do mesmo regime da equipe de enfermagem e das copeiras: doze horas trabalhadas para trinta e seis horas de folga. "Você está doida? Ficar em casa trinta e seis horas? Em casa, eu trabalho muito mais". "Que horas você dorme para acordar às 3h?", eu pergunto. "Entre onze e meia-noite". "Nossa, você dorme muito pouco", eu me surpreendo. "Eu já me acostumei. Duas vezes na semana eu levo o pequeno no karatê à noite; tem que colocar essas crianças para fazer atividade, tirar de casa". A propósito de casa, eu pergunto como foi estudar na pandemia. "Foi tranquilo, eu chegava, e eles me mostravam a lição".

Ela conta que tem TOC, que limpa tudo mil vezes seguidas, que os tênis dos meninos ficam ordenados não apenas por idade (do mais velho ao caçula), mas também por ordem de uso. Ela conta que limpou tanto a parede atrás do fogão, que chegou a arrancar a tinta. "Mas quem tem TOC nem percebe, as pessoas não são muito de perceber limpeza ou sujeira, só se for demais, agora os outros que conhecem a gente, que convivem é que percebem", conclui. "Eu estou me tratando já faz quatro anos". "Psicóloga?", pergunto. "Não, que eu nem tenho dinheiro pra isso, um grupo de apoio onde a gente pode desabafar. Eu já melhorei muito".

O papo flui. Ela tem uma vitalidade e uma força contagiantes, é muito bom ouvi-la falar, ficaria horas escarafunchando os detalhes da sua vida. Que homem a fez se apaixonar? Por que ela teve tantos filhos? Qual o seu maior sonho? Que lugares ela gostaria de conhecer? O que a deixa feliz? Nilce me faz chorar quando fala do filho no karatê, os dois de mãos dadas tarde da noite no ponto de ônibus, felizes com um pacote de pipoca nas mãos, enquanto aguardam o transporte. Ela dá parabéns pela evolução dele, que não deve ter sido notada pelo técnico, mas por ela sim. Penso o quanto ela é feliz por ter filhos saudáveis, com os quais pode andar na rua livremente, pegar ônibus, e sinto uma pontinha de inveja. Ela diz que o meu pequenino está bem, que, olhando para ele, jamais diríamos que ele está doente. Ela me encoraja dizendo que logo vamos superar esse processo difícil e vamos voltar para casa.

Nilce planeja fazer um curso para se tornar técnica de enfermagem, adora cuidar das pessoas, cuidou da irmã com câncer, e vai fazer faculdade de enfermagem "nem que seja aos sessenta anos". A irmã descobriu um novo caroço no seio e precisa fazer biopsia para saber se é maligno ou não. Ela prometeu raspar a cabeça em solidariedade à irmã, caso ela precise raspar a cabeça novamente. "Meu cabelo vinha até aqui", aponta a cintura. Debaixo do uniforme azul-marinho, da touca cobrindo completamente os cabelos, da máscara N95 no rosto e do avental descartável para prevenir o contato conosco em razão do isolamento do Leon, é difícil imaginar as suas formas, só dá para imaginar, quando a pessoa tem formas muito largas, do contrário, todo mundo é igual debaixo daquelas coberturas todas. Mas a Nilce é linda, linda demais.

Leon dorme bastante e está amuado como nunca vi antes. Deve estar sentindo muita dor, mas não reclama, somente quando vai fazer um cocô que parece corroer a pele, as fezes ácidas sobre a pele lesionada machucam o bumbum, que ganha o aspecto de uma parede com infiltração, mas, no lugar de minar água, mina sangue. Ele tem evacuado umas oito vezes por dia, e sempre urra de dor. Começa a mexer o corpinho, como uma minhoca, sinaliza que está coçando e fere ainda mais o bumbum com as unhas grandes. Nos instruíram a lixar as unhas, pois cortar pode ferir a pele e abrir uma porta para infecções. Eu tentei lixar algumas vezes, mas ele não deixa. Não penso duas vezes: alcanço o cortador de unha e começo a usá-lo com cuidado redobrado. Dá certo, ufa. Em seguida, penteio o seu cabelo... faço um cabelo arrepiado para diverti-lo, mas ele não liga para a brincadeira.

Não é só no bumbum que tem sangue. Ele baba a noite toda, e um rastro de sangue permanece na boca e na fronha. Ao redor da gastrotomia também precisam colocar gel de cloreto de sódio para estancar o sangue e cicatrizar o granuloma que se formou em volta da mucosa. Ele faz uma carinha assustada para toda pessoa que chega para manipulá-lo – são tantas pessoas ao longo do dia.

Ele tem coceiras na região do cateter no peito, quase descola o curativo, e eu e minha mãe seguramos a sua mãozinha para não arrancá-lo completamente. Interfono no posto de enfermagem mais de uma vez, mas não vem ninguém ao nosso socorro. "Caramba, são os dias mais difíceis do Leon e não temos a ajuda que precisamos". Sinto raiva, muita raiva.

A noite segue com choros esporádicos e o corpo dele se esfregando ao meu, pedindo para coçar: "cocar, mamã". Às 2h, ele vomita sangue e restos da dieta. Ele cheira a sangue. Vai precisar de mais plaquetas. "Por quê? Isso é normal". Marta, a técnica de enfermagem, diz que sim: "o corte dele é cem mil, e ele está com oitenta mil". Tudo segue dentro do esperado.

Seria pecado pensar que melhor seria não ter tido um filho? E se, e se, e se.. são tantos "e se" consumindo a minha mente. Só não consomem mais do que a dor de ver meu filho nesse estado deplorável. É pecado pensar que eu preferiria um filho morto num acidente de carro ou mesmo assassinado a viver esse sofrimento a conta-gotas? É pecado dizer que sou amaldiçoada, eu e todas as mães que passam por isso? Quem merece passar por isso, senão as piores pessoas do mundo? É pecado desejar que outras pessoas sintam a mesma dor? É pecado olhar no espelho e não se reconhecer? Sentar-se e sentir dobras de gordura na barriga e mesmo assim continuar se empanturrando de carboidrato e gordura? É pecado duvidar que nunca mais vou ser feliz novamente? É pecado invejar a felicidade dos outros? É pecado perder a paciência com a pessoa que mais me ama e ajuda, a minha mãe? É pecado sonhar com a morte, com a minha morte e com o fim de tudo isso? É pecado implorar por um dia preguiçoso na beira de uma praia paradisíaca?

Podiam fazer um quarto para as crianças transplantadas se encontrarem. Gui, Cecília, Bento, Airton e Leon. "Não pode, cada um com os seus bichos", responde a Dra. Carla ao meu devaneio. Como será que as mães dessas crianças lidam com tudo isso? Elas darão chilique? Perderão a paciência? Blasfemarão como eu?

Estamos em contagem progressiva e chegamos ao D +10. Além dos rastros de sangue, Leon também passou a deixar fios de cabelo espalhados por todos os cantos do quarto e do banheiro. Por isso, hoje resolvemos raspar a cabecinha dele. Eu temia esse momento, achei que fosse me acabar em lágrimas, mas só eu posso fazê-lo. A minha mãe filma esse momento para não me deixar mentir que eu não derramei uma lágrima sequer. Foi um sopro de novas energias aqueles tufos de cabelo caindo sobre o tapete higiênico, os cabelos velhos indo embora para uma nova vida nascer, renascer.

Mais tarde, modificam a dieta, de fortini para nutrini, e a diarreia piora. O bumbum está em carne viva. A médica, então, resolve suspender a dieta enteral e iniciar soro na veia com dieta parenteral. Ele responde que sim, quando perguntamos se sente dor, mas não se queixa e continua chorando apenas quando vai evacuar. Deixo colocarem adesivo de fentanil nas suas costas para aliviar a dor. Ele fica mais calado, como é esperado da medicação, e adormece feito um anjinho por volta das 19h. Tudo segue dentro do previsto, e as enfermeiras e técnicas de enfermagem são unânimes em dizer que ele está bem – se ele está bem, como fica um bebê grave?

Leon adora pesar. Sempre que vou trocar a fralda, ele aponta para a balança e fala "pesar". Ele não gostava de pesar na balança infantil nas visitas mensais à pediatra, agora que pesa duas vezes ao dia no meu colo, se diverte, segura o meu rosto, diz "mamã" e sorri. Pelo possível ganho de peso com o excesso de medicação, durante o TMO, é de praxe pesar de manhã e de tarde. Quando fez a medicação ciclofostamida, que precisa de hiper-hidratação para preservar os rins, já que a medicação é metabolizada nos rins, ele chegou a 13,600kg. Quando fomos internados, ele estava pesando 12,100kg. As técnicas de enfermagem disseram que alguns bebês chegam a ganhar até 4 kg por dia. Pânico, pois aciona o gatilho da hipervolemia-hipertensão-intubação-hemodiálise, ciclo de terror que enfrentamos na UTI.

Eu acordo triste, revoltada, maldizendo o tratamento, acreditando que o certo talvez fosse respeitar a natureza, ao invés de manipular a vida à custa de tanto sofrimento. Mas as energias se renovam quando me comunicam que os leucócitos ontem eram vinte e hoje subiram para quarenta, um sinal de que a nova medula começa a pegar. Rezo para Nanã "plantar a medula" no lugar certo. O que deve estar acontecendo dentro do corpo dele agora é algo imensurável.

No fim da noite, eu faço massagem nos pés exaustos da minha mãe. Ela deitada ao lado do Leon com o braço esquerdo apoiando a cabecinha dele. Que paz eu sinto. Como há muito tempo não sentia. É quando a Dra. Carla entra no quarto, contando que os leucócitos dobraram mais uma vez: de quarenta para oitenta. "Agora, o corpo dele vai ficar mais inflamado, ele pode ficar vermelho e ter febre". Ela dá risada quando conto que a minha mãe, em plena madrugada, me desencorajou a escrever sobre a experiência do transplante porque "senão, ninguém vem pra cá". Conversamos sobre a nossa reunião antes do transplante, e eu observo que, embora elas tenham explicado de forma amorosa e cuidadosa as possíveis reações adversas ao longo do transplante, eu fiquei agarrada à cura e não gravei nenhuma informação ruim. Ela diz que todas as famílias se comportam dessa forma.

A pressão arterial fica alta pela primeira vez em muito tempo: 12/9. Isso porque o nível sérico do imunossupressor estava baixo e precisaram aumentar, o que repercute na pressão. Elas resolvem colocar a medicação anlodipino de horário.

Cada hora não é vivida, mas vencida. Temos a pior das noites. Leon está inquieto e adormece depois das duas horas da madrugada, algo inédito para ele. A diarreia não passa e toda vez que vem o cocô, ele reclama. A novidade é começar a tossir com muito sangue. Começa por volta das 4h e, a partir daí, não dormimos mais. Um entra e sai do quarto para colher exames, medir os sinais vitais e a circunferência da barriga, que aumentou consideravelmente. A frequência cardíaca está alta, os outros sinais vitais seguem normais. Suspeitam de doença veno-oclusiva (DVO). Antecipam a transfusão de plaquetas.

Às 7h, quando vejo mais sangue no travesseiro, entro em desespero. Tenho tontura, e a cabeça explode num *pim* ensurdecedor. Minha mãe e eu estamos exaustas, revezando para trocar fraldas com cocô e toalhas com sangue. Ainda bem que a Day, uma das técnicas de enfermagem mais dedicadas e apaixonadas que conheci, passou a noite conosco.

Já com o dia totalmente claro, tento dormir um pouco, no sofá. Mas ele pede água para a "mamã", mesmo tendo a vovó deitada ao seu lado. As plaquetas chegam, a médica nos acalma: "vai ficar tudo bem". Fazem ultrassom de abdômen, raio-x de tórax, novas culturas no sangue e nas fezes. Descobrem rotavírus nas fezes, transmitido por quem? Não sabemos. A Dra. Paola comemora que não é DVO e explica que o rotavírus justifica a intensidade da diarreia e o aumento da circunferência abdominal. Vamos começar a tratar com anitta e imunoglobulina.

Leon sente coceiras, está agitado, a frequência cardíaca se mantém alta, a pressão arterial também sobe: é a inflamação do corpo, a "briga do bem" entre as minhas células infundidas nele e as células do corpo dele. Como sabemos disso? Porque a medula está pegando. Os leucócitos chegam a cento e cinquenta, depois passam para trezentos e quarenta. Os neutrófilos já chegam a sessenta. Consideram que a medula pegou, quando os neutrófilos chegam a quinhentos, e os leucócitos a mil.

A equipe médica suspeita de "síndrome da pega", quando há dificuldade de encaixe do órgão novo: é uma multi-inflamação detectada pelo aumento da frequência cardíaca, o corpo avermelhado, as coceiras, o aumento do PCR e da pressão arterial. Por isso, ele começa a tomar corticoide a cada doze horas.

No meio da tarde, a Dra. Paola comunica que o ecocardiograma acusou algo como "sangue indo ao contrário em alguma veia", o que pode ser indicativo de DVO. Descartamos DVO uns dias atrás, e eu não me preocupava mais com isso, mesmo porque nos prevenimos em casa com duas medicações e com a heparina profilática quando fomos internados. Fico sem chão com a notícia, e a Dra. Paola responde que, para não correr o risco de o Leon "precisar de um transplante de fígado futuramente", iniciará o tratamento com defibrotide, medicação endovenosa usada por vinte e um dias, a cada seis horas. Ela também diz que, a partir de agora, a equipe de nefropediatria acompanhará o Leon, para ajudar a desinchar porque "não queremos voltar para a diálise".

Sinto tontura novamente e preciso me ancorar no sofá, quando ela diz que ele fará uma cirurgia na manhã seguinte para introduzir mais um cateter para a nova medicação: "não temos vias suficientes". Eu proponho usar a via da dieta parenteral. Ela se opõe: "eu não posso deixá-lo sem nutrição". Eu retruco: "voltemos com a dieta enteral", mas ela recusa sem argumentar, se mostra impaciente comigo, quer abreviar a conversa. Nenhuma palavra de consolo, um afago, um abraço ou um olhar de compaixão que faz toda a diferença para quem está do lado de cá. Esse é um sentimento que oscila o tempo todo: ora apreço, admiração e confiança total no corpo médico, ora apenas raiva, às vezes tudo na mesma hora.

O ultrassom de abdômen, agendado para as 21h, acontece somente às 23h. O médico ultrassonografista conversa em "mediquês" com a plantonista do TMO, igualmente insensível à minha dor, "precisamos ter calma nesse momento", e eu engulo o meu choro para não assustar ainda mais o Leon, que não gosta da pressão do objeto coberto com gel contra a sua barriga. Entendo as palavras "fibrose" e "alteração". Não consigo mais me conter e desabo, abraçada ao Leon. Ele fala "mamã" e acaricia o meu rosto. Choro ainda mais forte pela culpa de fazê-lo me ver naquele estado lamentável. Sim, a temida DVO é confirmada.

Mais uma noite daquelas. Mais uma "pior noite de todas". Choro baixinho, implorando aos céus para curar o fígado do meu bebê. Ele acorda na madrugada pedindo água. Eu dou, contrariando a instrução da Dra. Paola, que nos proibiu até mesmo de umedecer a boca dele com algodão, já que a cirurgia para colocação do novo cateter está programada para a manhã seguinte.

Oito da manhã e nada do pessoal do transporte chegar para levar ao centro cirúrgico. Interfono no posto de enfermagem e me comunicam que o cirurgião vascular atrasou. Leon grita, implorando por "ága". Às 9h45, a Dra. Paola aparece: "trago boas notícias. Não vamos mais colocar o cateter". A Dra. Adriana a instruiu retirar a via da dieta parenteral e colocar a medicação ali, exatamente como eu havia sugerido no dia anterior. "Pode dar água pra ele", ela diz. Eu me contenho para não avançar contra ela, o foco é o Leon, sempre foi e sempre será.

No meio da manhã, a Dra. Carla vem nos visitar, mesmo sendo feriado e ela estando de folga. Ela nos tranquiliza e brinca com o Leon. A Dra. Márcia também vem, me abraça, encoraja e consola. Com elas eu sempre pude contar.

Os leucócitos sobem para mil e cem, e os neutrófilos para quatrocentos e noventa. Em teoria, a medula já pegou! Esses índices precisam ser repetidos em mais dois exames para baterem o martelo. No bolão da pega da medula, no qual toda a equipe do TMO aposta uma data para a pega, eu escolhi o D+15, em 16/11/22. Fui a única a sugerir essa data e acertei!

Quando chega a confirmação, eu e a minha mãe estouramos um champanhe, nos abraçamos em euforia, choramos, rezamos, beijamos muito o Leon e ele, mesmo amuado, parece vibrar com a nossa alegria. Meu maior medo era a medula não pegar, um medo tão avassalador, que eu tratei de enfiar numa gaveta pequena e escondida no meio de outros compartimentos no cérebro. A Dra. Carla disse que as medulas de HLH "não pegam fácil assim", mas ela não nos havia alarmado sobre isso, ao contrário, manteve-se otimista durante todo o processo e não me deixou desconfiar que dividíamos o medo de a medula não pegar.

As médicas comparam a "pega" da medula a uma semente lançada na terra que precisa fixar raízes para a planta começar a nascer. Também existe a metáfora do computador que precisa ser formatado, mas dessa eu gosto menos. Desde que soube que o transplante era inevitável, eu me agarrei à imagem da semente se rasgando em múltiplas pernas sob a terra e desabrochando para a atmosfera num caule verde e aparentemente frágil, que vai crescendo e crescendo até virar uma árvore com uma copa gigantesca. Imaginava o sangue novo percorrendo artérias e veias e chegando ao interior do osso do Leon, lá onde o sangue é produzido. Rezava para Nanã, mãe primordial da vida, do lodo de onde surge a vida, e me lembrava do hotel em Arraial do Cabo onde havia um manguezal atrás da piscina e onde eu gostava de passar o início das manhãs com o Leon no colo observando o borbulhar do lamaçal, atenta a todos os barulhos, flagrando os rastros dos caranguejos. Eu comparava a pega da medula aos movimentos do mangue.

Com a pega da medula, somos autorizadas a deixar o hospital, com todas as precauções para evitar contrair infecções e transmiti-las ao Leon. Minha mãe vai para casa descansar, ela está exausta. Nós estamos exaustas, ela, principalmente, pela idade e pelo fardo de ver a filha e o neto em sofrimento. Nós engordamos, ficamos nervosas, nos descabelamos. Se ela não estivesse comigo esse tempo todo, eu não sei se teria sobrevivido!

As medicações também diminuem e os exames melhoram. A Dra. Carla planeja nos dar alta e vai pedir autorização do convênio para administrar o defibrotide no ambulatório, onde precisaremos comparecer duas vezes ao dia até o final do ciclo da medicação.

Leon está mais ativo. Ainda não quer comer, mas aceita água e suco. Ele adora brincar com a enfermeira Cida que, com toda a paciência do mundo, deixa-o ser seu assistente na administração dos remédios. A brincadeira lhe agrada tanto, que ele passa a querer dormir com *swab* de álcool nas mãos. As manias dele são engraçadas... quando estavam investigando a doença no Hospital Sabará, e toda semana ele ia para o centro cirúrgico, precisava fazer muito jejum. O medo de ficar sem comida o fazia segurar um biscoito o tempo inteiro; era como um amuleto: o biscoito caía no chão e nós passávamos álcool para higienizar. Quando internamos para o transplante, ele dormia agarrado ao caderno de colorir da "Fazenda do Zenão". Depois, passou a dormir segurando uma bala. Desde ontem, o amuleto é o *swab* de álcool.

Desde que chegamos para o TMO, ele parou de comer de vez. Nada, nem mesmo uma colher de sopa ou lambidelas no iogurte. Nada. "Com a químio é assim mesmo, ele não vai querer comer". Hoje ele finalmente aceitou algumas colheradas de caldo de feijão e de papa de manga, deu uma mordida numa banana e bebeu um gole de café com leite. Também ficou de pé com a fisioterapeuta para pegar os brinquedos que ela posicionou no sofá. Há muito tempo eu não me alegrava tanto!

Conversando com a enfermeira Carol sobre as dificuldades do TMO, compartilhei o alívio por termos passado os dias mais difíceis do transplante no maior quarto do 8º andar, que conta com uma confortável antessala. Quando eu lamento a falta do pai do Leon, ela não hesita em afirmar: "há males que vêm para bem, Mari, acho que ninguém poderia ter te ajudado tanto quanto a sua mãe". Ela diz que é comum os casais se estressarem em processos como esse e que já testemunhou até separações durante e depois do transplante. "É muita pressão, eles não têm privacidade e um fica acusando o outro de não ajudar ou de ter feito alguma coisa errada". Eu pergunto se todo mundo "surta assim como eu?". "Sim, todo mundo! Mas você surta e volta ao normal. Tem mãe que fica surtada o tempo inteiro". Eu peço para ela me contar alguns causos, estou farta de só ouvir os exemplos edificantes das mães cheias de fé que aguentam a pancadaria com sabedoria e resiliência. Ela dá risada e não me conta nada, diz que não pode.

Na madrugada, resolvo perguntar para as enfermeiras e técnicas de enfermagem as histórias mais absurdas que testemunharam de mães e pais do transplante. "O choro da madrugada depois que as crianças dormem". A maioria delas prefere não falar, são discretas e ficam desconfiadas, mas consigo ouvir a história de um casal que "era puro fogo, eu peguei eles transando duas vezes, e não fui só eu". Outra enfermeira conta de uma mãe que surtava com todo mundo e chegou a expulsar do quarto até mesmo o diretor do hospital. "A plaqueta deve

NOTAS DA MAMÃE MORRENTE

correr um uma hora, se corria em cinquenta e cinco minutos ou em uma hora e cinco minutos, ela surtava". E, por fim, conclui: "tem gente que chora, outros ficam bravos, outros querem encontrar um culpado, não dá para julgar um ser humano que está passando por uma situação dessas". Muitas enfermeiras lembram-se do Lucas, um menino com síndrome de Down que abria as torneiras de todos os cateteres e desperdiçava medicações caríssimas que, uma vez desconectadas, não podem ser conectadas novamente.

Depois de um breve alívio com as histórias das enfermeiras, fico frustrada quando vejo o resultado dos novos exames: os leucócitos caíram e as plaquetas também. Pergunto para a Dra. Carla o que isso significa, e ela garante que essa oscilação é normal na fase inicial da "hematopoiese" – *hemo* vem do grego *"haime"* e significa "sangue"; *poíesis* também origina-se do grego *"poiein"* e está relacionado à técnica de criar e fazer. A hematopoiese consiste no processo de divisão, diferenciação e maturação celular, desde a célula mais primitiva (célula estaminal), até os diferentes tipos de células sanguíneas. Mais tarde, o Leon vai fazer um exame chamado "quimerismo", que quantifica a proporção de células da minha medula no sangue dele e serve para avaliar a pega do enxerto (medula).

Cada dia um *flash*. Passa o vômito, volta a febre; melhora a diarreia, piora a gastrostomia. A vermelhidão e os vazamentos da gastro pioraram muito, a ponto de vazar instantaneamente depois de ele ingerir qualquer líquido. Ele não quer parar de coçar a região e diz "gato, gato", quando pergunto se sente algum dodói. Hoje, o endoscopista veio avaliá-lo e trocou o *bottom* da gastrostomia por outro, alguns milímetros menor. Ele tem febre na madrugada, e as médicas entram novamente com

109

os potentes antibióticos torgena e astreonam, mesmo a febre sendo comum na fase inicial de transplantado. Até a chupeta, que ele rejeitava já fazia umas semanas, ele pediu novamente.

Na manhã seguinte, Leon come feito gente grande. De tudo. Toma suco de uva e café com leite e come manga, banana e mamão e um lanchinho de mussarela e peito de peru. No almoço, chuchu, carne, feijão e macarrão. No café da tarde, mais frutas e queijo. No jantar, feijão, macarrão, algumas colheradas de sopa e gelatina de sobremesa. E pede para dormir segurando uma bolacha, como nos primeiros meses de internação. Sinto uma alegria desproporcional.

Começa a Copa do Mundo do Qatar. No primeiro jogo do Brasil, quando gritamos "gol", o Leon comemora – minutos antes de a partida começar, eu perguntei para o meu cunhado quem era Richarlison, e a resposta foi: "é o único jogador de esquerda da Seleção, o único nesse time que se preocupa com questões sociais". Richarlison marca dois gols. (Eu sempre amei Copa do Mundo, sempre soube os nomes de todos os jogadores da Seleção, seus respectivos clubes, trajetórias, seus pontos fracos e fortes. Nesse ano, eu não sei de nada). Leon só quer mais gols. E eu também, só para vê-lo feliz.

25/11/22, exatamente um ano que o pesadelo começou, um ano que o guerreiro Leon começou a lutar e jamais desistiu. Mesmo não sabendo nada deste mundo, ele é a prova viva do nosso instinto de sobrevivência, da urgência em existir. Ele brinca bastante, mas não quer ficar de pé e tem momentos de irritação

- as médicas acreditam que é o efeito do corticoide que começou a tomar para prevenir a "síndrome da pega". Ele agora gosta de pintar aquarela, e os nomes que dá às cores são lindos e preguiçosos: *avu, amé, menene, aua, vede, pete, bancu, ajan, osso.*

O resultado do quimerismo é 100%, "quimera total", por isso, as médicas diminuem um dos imunossupressores. Também paramos com os antibióticos e com o corticoide. Quando chega o fim do dia, sinto-me feliz e aliviada. Se, fora daqui eu lamentava "ai, como o tempo voa", aqui, a sensação é de "ufa, vencemos mais um dia". Nunca tive tanta pressa para o tempo passar, estamos em contagem progressiva para o D+100.

Por volta de 21h, a querida Day retira os conectores da via azul e sela a via: "nossa, Mari, nunca selei este cateter tão cedo". Ela vibra comigo, mas, quando afere os sinais vitais dele, constata temperatura de 37,1º. Sinal de alerta. "Não é nada, Mari, daqui a pouco abaixa". Pede para eu tirar as meias dele e recomenda: "nada de cobertor". Uma hora depois, a temperatura sobe para 37,5º, e ela me consola novamente: "quando é febre, sobre rápido". Às 23h, a temperatura vai para 37,7º. "Vou falar com a doutora, talvez ela peça para esperar mais um pouco". Mas, lá vamos nós de torgena, astreonam e vancomicina novamente. Estremeço. O medo é de ter crescido uma bactéria em algum lugar do corpo dele. "O que justifica essa febre, Day?" "Calma, quem sabe não abaixa? Volto em quinze minutos". Antes de ela voltar, eu mesma afiro a temperatura: 37,9º. A enfermeira Bárbara chega um pouco depois com os tubinhos para colher as culturas de bactérias. Day chega mais tarde para instalar os antibióticos.

A febre prossegue até o dia seguinte, ou seja, é provável que não seja infecção bacteriana, mas vamos acompanhar o resultado das culturas para ver se não cresceram bichinhos. Não há de crescer nada.

O exame de CMV, que estava indetectável alguns dias atrás, resulta positivo para cem cópias. "Só vamos observar. Diminuímos o imunossupressor e tiramos o corticoide, agora ele está menos imunossuprimido e vai poder combater o vírus por ele mesmo", a Dra. Carla explica. Ela também fala que o exame de quimerismo precisa ser feito uma vez por mês até um ano depois do transplante porque pode ser necessário algum ajuste de medicação, caso a porcentagem deixe de ser 100%. Hoje também descobri que o convênio negou nossas idas ao ambulatório para o tratamento no pós-transplante. Já acionei a advogada e provavelmente precisaremos entrar com o quarto pedido liminar para obrigar o convênio a garantir o tratamento.

A advogada me pede o documento do convênio que negou o direito ao ambulatório no pós-transplante, mas eles não o fornecem. Peço essa negativa para o hospital, mas eles tampouco a fornecem, pois o seu cliente direto é o convênio, não eu. A advogada afirma que somente o número do pedido solicitado pelo hospital não é suficiente para entrar com um pedido liminar. Um autêntico dilema kafkiano. Sinto náusea, ao pensar que a rotina dos convênios médicos é negar todos os procedimentos complexos. Não basta viver os horrores de um transplante, é preciso se aborrecer com a perversidade de uma empresa de saúde comprometida exclusivamente com o lucro.

Tomo um susto quando vejo os exames do Leon pela manhã. O PCR, que mede o índice de infecção ou de inflamação, saltou de um para dez, contrariando uma tendência de queda que vinha há mais de uma semana. Também observo que houve uma queda significativa na hemoglobina, nas plaquetas e nos neutrófilos. Logo chega uma enfermeira do banco de sangue para fazer uma transfusão de plaquetas. Leon se recusa a comer. Não quer nem mesmo um gole d'água. Por volta das 10h, faz força para vomitar e sai um líquido amarelado junto com o leite. Ele tem um princípio de diarreia.

A Dra. Carla faz visita depois do almoço e fala que vômitos sem tosse, juntamente com diarreia, podem ser sinal de vírus ou de doença do enxerto contra o hospedeiro (DECH), mas só podemos saber com certeza por meio de endoscopia e de colonoscopia. Ele passa o dia todo sem querer comer, mas fica mais animado depois de vomitar.

Saem os resultados da endoscopia e da colonoscopia. Detectaram o vírus herpes-6 em atividade no trato gastrointestinal e precisaremos ficar mais vinte e um dias no hospital, que é o tempo do ciclo do antiviral ganciclovir. A alta médica está prevista para 31/12/22.

Como teria sido o transplante, se tivéssemos feito o procedimento imediatamente depois de passarmos sete meses na UTI? Se não tivéssemos vivido o tempo de quase quatro meses em casa para nos fortalecermos para a grande maratona? Eu não fazia ideia de quão desafiador seria o processo. Ninguém deve fazer. "O TMO é só uma transfusão de sangue, não precisa de cirurgia", dizem por aí – está na moda opinar sobre assuntos que não temos a menor ideia. Depois do transplante, demorou um tempo para eu perceber que estávamos vivos. Mas estávamos vivos.

CAPÍTULO 5

A revolta

É crua a vida. Alça de tripa e metal.
Nela despenco: pedra mórula ferida.
É crua e dura a vida. Como um naco de víbora.
Como-a no livor da língua
Tinta, lavo-te os antebraços,
Vida, lavo-me
No estreito-pouco
Do meu corpo, lavo as vigas dos ossos, minha vida
Tua unha plúmbea, meu casaco rosso.
E perambulamos de coturno pela rua
Rubras, góticas, altas de corpo e copos.
A vida é crua. Faminta como o bico dos corvos.
E pode ser tão generosa e mítica: arroio, lágrima
Olho d'água, bebida. A vida é líquida.

HILDA HILST, "Alcoólicas"

Andar de bicicleta, construir uma casa na árvore, fazer castelos de areia, ir ao circo, ler a primeira palavra, escrever a primeira letra, voar de asa-delta, nadar em alto mar, esquiar, cuidar do cachorro "branco e grande" que ele chamaria de "George", visitar a cidade de Cachoeira, na Bahia, chupar manga no pé, escalar o monte Roraima, escorregar nas dunas dos Lençóis Maranhenses, fazer perguntas de criança e ousar respostas absurdas e hilárias, dirigir um carrinho de batida num parque de diversões, dar rolezinhos no "carro amarelo e grande" que ele pedia de presente, fazer trilha no mato e apostar para saber quem conhece mais espécies de plantas, acampar debaixo de um tapete de estrelas, ver a aurora boreal, viajar de *motorhome*, conhecer Machu Picchu, o Vietnã, a Amazônia, fazer yoga na Índia, passar uma temporada num *ashram* no Nepal, morar na Itália, saborear todas as massas, queijos e vinhos italianos, sofrer a síndrome de Stendhal em Florença, ler todos os clássicos da literatura mundial e compartilhar nossas impressões, nos perder dentro do Museu de História Natural de Londres, estudar em Oxford e chegar em casa com uma capa de super-herói à la Harry Potter, assistir a todos os filmes do Chaplin, gabaritar a filmografia do Miyazaki, curtir uma *jam session* de jazz em Nova Iorque, uma roda de samba no Rio de Janeiro, desfilar na Mangueira, ouvi-lo sobre estar apaixonado, o coração acelerado, as borboletas no estômago, o primeiro beijo – ele seria romântico? Ele seria de humanas, exatas ou biológicas? Gostaria mais de montanha ou de mar? Como será que o tempo brincaria ao redor dos caminhos do meu menino? Ah, como eu gostaria de conhecer e reconhecer a sua personalidade, ajudar a moldá-la, saber suas opiniões, experiências, concordar com ele, discordar dele, repreendê-lo, congratulá-lo, encorajá-lo, até das brigas que inevitavelmente teríamos eu sinto falta.

Sinto falta de olhar para o céu atrás do balé dos pássaros ou das nuances da lua, do jeitinho que gostávamos de fazer. Sinto falta de beijá-lo, de lhe contar histórias, de fazer cócegas, de colocar lá no alto, chacoalhar e rodar, fazê-lo rir barulhento e pedir mais giz, papel, pincel, quebra-cabeças, balanço, escorregador, pazinha, areia, terra, água, mar. Sinto falta de quem eu era com ele. Porque não existe mais nós dois. E se não existe mais a realidade para limitar o que ele é, resta-me buscá-lo dentro de mim em todas as experiências que ainda vou viver, imaginar como ele se comportaria diante do mundo, ser os seus olhos. Sem a sua presença concreta, ele é, e cada vez mais será, o que eu penso sobre ele. Uma ideia confinada dentro de mim e aqui expandida sempre que eu falar, escrever e criar suas reações às vivencias de uma vida ceifada pela morte precoce. Mas é justo chamar de vida essa vida presa no zumbir silencioso e ensurdecedor dos meus neurônios? Esse tipo de vida me consola, me basta?

O que eu sabia sobre dores? Sobre remédio, doença e hospital? Ou sobre as profundezas do corpo humano, sobre cura, milagre e morte? Qual limite um ser humano aguenta de dor? Quanta dor estamos dispostos a suportar para permanecermos vivos? A vida vale a qualquer custo? O que sabia eu sobre a vida antes de o pesadelo começar? Pouco, eu sabia um pouco de quase nada. Eu jamais imaginei que doaria algum órgão em vida, menos ainda para o meu próprio filho. Para mim, antes de tudo isso, hospital sempre foi como chamar a Morte e, de repente, eu me vi forçada a morar num hospital – em um não, em três, e em vão. Nada mais paradigmático do que a doença e a morte para nos fazer entender que não temos controle sobre nada.

Hoje a dor se movimenta livremente pelo meu corpo, tornou-se parte de mim. Ela vem e vai do centro às periferias, contamina cada célula, faz morada nelas. Eu fiz uma força descomunal para não contaminar a medula que lhe doei, mas não sei se a dor acabou indo junto com as minhas células. Quando eu ficava triste-revoltada-nervosa-desesperada-descrente, as médicas diziam que eu transmitia esses sentimentos para o

Leon. Ouvir isso intensificava a minha culpa por não ser boa o suficiente para ele e para a situação, um baita peso adicional sobre as minhas costas exaustas. Por outro lado, o doloroso tempo de hospital e a morte me ensinaram a tentar me acolher e respeitar os momentos de tristeza-fúria. Eu hoje choro, me descabelo e me forço a olhar para frente porque essa tristeza-fúria não há de ser um estado permanente.

Três meses solta nas ruas, sem máscara, sem medo, sem relógio tiquetaqueando a volta ao hospital, à procura voraz pela luz numa cegueira impiedosa. Os rostos das pessoas passeando num sábado preguiçoso, pessoas relaxadas, abençoadas com a mais bela das ignorâncias, a de não conhecer a rotina de um hospital. Uma lembrança que volta, uma bomba-relógio, as pedras no caminho, um trauma, uma promessa. A noite estrelada e a água correndo na calçada depois da chuva, com o cheiro do asfalto molhado, que antes tinha um sentido, suscitava algum sentimento ou impressão, e hoje? Como será que sobreviventes de longos períodos de tortura fazem para retornarem à vida comum?

Pedro diz gostar de passar a noite ao me lado jogando conversa fora. Eu sou "a única pessoa" que o faz ficar acordado "de boa vontade e de bom humor até as quatro da manhã". Ele diz confidenciar coisas a mim que julgava que levaria para o túmulo. Ele fala sobre túmulo num tom jocoso, como se não lembrasse ou não se importasse com o que aconteceu com Leon. Ele diz, sem pensar, coisas como "nem morto". Acho que não tem noção do peso que isso tem para mim. Nunca deve pensar sobre isso, ele sequer se dignou a ir se despedir de Leon.

NOTAS DA MAMÃE MORRENTE

Faz tempo que eu lhe peço para me contar porque rompeu a amizade com um amigo diplomata de quem fala com frequência, mas toda vez que toco no assunto, Pedro é categórico: "eu nunca vou te contar, nem morto". Numa das vezes em que me acompanhou até a escola do Leon, ele quis passar em frente a uma casa de propriedade do Ministério das Relações Exteriores brasileiro onde esse amigo morou, enquanto servia na capital paulista. A casa, agora abandonada, está em ruínas. Eu suspeitava que eles fossem bissexuais, especulava se ele tinha levado um fora algum dia em que o assediou bêbado, talvez. Ele sempre negou, reafirmando seu "nojo" por corpos masculinos e, portanto, a sua inequívoca heterossexualidade.

Esta noite, consegui uma moeda de troca para ter o segredo revelado. Eu tenho um pequeno cisto na lombar que parece um pelo encravado. Uma vez, a esteticista espremeu esse falso "cravo", mas ele sempre volta a inchar, e a dermatologista disse que eu preciso fazer uma microcirurgia para retirá-lo. Pedro sabe disso, mas sempre insiste em espremer, mesmo eu me opondo. Pois hoje eu decidi realizar esse desejo bobo, em troca do segredo sobre o amigo diplomata. Achei que ele não toparia, mas a vontade de espremer o tal cravo/cisto é tanta, que ele decidiu me confidenciar a verdade.

Certo dia, ele estava na casa desse amigo em Nova Iorque, quando foi flagrado furtando um canivete. Antes de expulsá-lo de casa, o amigo revistou a sua mala e encontrou alguns CDs e um disco de vinil que ele já havia furtado e escondido. Eu fiquei perplexa e perguntei: "por que você fez isso?". Ele respondeu com um lacônico "não sei". Essa história sem sentido ficaria martelando a minha cabeça por dias. Eu contaria para a minha irmã, que imediatamente diria: "ele é um invejoso".

119

Bingo. Afinal, por que tomar algo de um amigo, senão por inveja? Até porque ele poderia comprar esses objetos. Eu sinto vergonha de gostar de Pedro. Vergonha do mundo, vergonha de mim, vergonha do Leon, que certamente se entristeceria se soubesse que eu me apoio nele para fugir do luto.

Tanta gente fala que o Leon se tornou meu "anjo intercessor". O que isso quer dizer? Quando a gente nasce já não é designado um anjo da guarda para nos acompanhar? Leon ocuparia o lugar do meu protetor ou eles trabalhariam em conjunto a partir de agora? Se existe vida após a morte, o meu bebê está junto dos seus avós paternos, Daniela e Pier Giorgio? Está junto das minhas adoradas avós Lélia e Eutália? Ele vai me esperar até o dia da minha morte? Virá me buscar? Se as almas encarnam apenas em corpos humanos, elas vão encontrar outras almas que pertenceram à mesma família, mas que nunca se conheceram em vida? Elas ficariam lá no paraíso, ou como quer que chamemos uma outra dimensão para onde vão as almas justas? Os parâmetros para estabelecer uma hierarquia entre as almas equivalem aos nossos? Ficariam as almas assistindo de camarote ao que fazemos aqui na Terra? Faz sentido elas sofrerem onde quer que estejam, ao testemunhar nosso sofrimento por aqui? Como eu posso me sentir abençoada por ter sido mãe de um "anjo" que ficou tão pouco tempo encarnado?

Se Deus é bondoso, por que feriria para ensinar? Se Deus é bondoso, por que faria um bebê sofrer tanto e por tanto tempo? Se Deus é bondoso, por que não escutou as minhas preces? É quase ofensivo escutar que Deus operou um milagre na vida de alguém. Por que eu também não obtive um milagre?

Eu não mereço? O que eu fiz? Por que Ele se esquece de uns e privilegia outros? Nas tréguas da doença, parece que Deus preparava, sadicamente, a nossa próxima sessão de tortura. Acreditávamos que o Leon fosse um exemplo vivo de milagre, que as suas recuperações parciais eram o nosso testemunho. Se Deus é bondoso, por que me deu um presente e o retirou tão rapidamente? Me emprestou o maior amor do mundo e me faz viver a maior dor do mundo. Se Deus é bondoso e nos criou à sua imagem e semelhança, o que justifica a vocação humana em promover guerras e colecionar injustiças e egos? Se Deus é bondoso, por que me faz sofrer uma dor que vai além da imaginação? Eu sempre tive a imaginação fértil, acostumada a me refugiar nela. "Quem disse que você não tem fé, Marina? Você tem fé no mundo que imagina", observou a minha terapeuta dia desses. "A gente imagina para poder dar conta da realidade", ela explicou, citando Freud e Lacan – eu, pouco afeita aos estudos de psicanálise, apenas concordei, nunca questionei a naturalidade do impulso de imaginar, para mim, uma necessidade inconsciente e instintiva da espécie humana.

Seria Deus *um cara gozador, que adora brincadeira*? Ou seria Ele um sádico perverso? É muito impertinente imaginar um Deus sádico e perverso? Comigo parece que Ele foi, sim, sádico e perverso. E quando olhamos em perspectiva para o número atroz de tragédias pelo mundo, ontem e hoje, em todos os continentes, convenhamos! Aliás, me "faz bem" – bem não faz, nada me faz bem agora; "me alivia", nos momentos em que cedo à autopiedade que odeio porque odeio ter pena de mim; e pensar que as pessoas sentem pena de mim me faz sentir ainda mais raiva. Me "faz bem" pensar em tragédias maiores do que a minha, para entender, de uma vez por todas, que eu não sou a única vítima de uma tragédia e que outras milhares, milhões de pessoas no mundo são obrigadas a lidar com situações ainda piores do que a minha sem contar com uma rede de apoio como a que eu felizmente disponho e/ou sem qualquer recurso material e/ou uma estrutura psíquica para lidar com traumas maiores que uma vida humana é capaz de suportar. Me "faz bem" maldizer Deus. Afinal, o que eu tenho para opor a Ele, e ao "destino" que me coagiu, senão blasfêmias, lamentações e dúvidas opostas à certeza de um Deus e de uma vida depois da morte? É um jeito de dar o troco, quando sobra pouco ou nada.

Para os espíritas, Leon seria um espírito elevado que se sacrificou vivendo enclausurado num hospital durante metade da sua vida. A troco de quê? Que missão foi essa? O que ele teria para nos ensinar? Eu estaria disposta a doar a minha vida para obter essas respostas. Mas tenho apenas pistas e estou longe da convicção certa e cega das pessoas de fé. O que sei – se por fé ou por escolha, não importa, e que incorporei como crença que se faz verdade – é que o meu bebê foi um pequeno Deus que sofreu mais do que Jesus Cristo e só nos deu amor – é impertinente sugerir que Leon sofreu mais do que Jesus? É esquizofrênico buscar Deus depois de imaginá-Lo como um sádico e perverso? Pode ser, talvez seja mesmo. Mas é porque Leon me inspira a procurar por Ele, se convencionarmos que Ele é amor, perdão, gratidão. Segundo Flaubert, "Deus está no detalhe". E eu vou continuar procurando.

Vou perguntar para a minha terapeuta se estou vivendo um estresse pós-traumático, já que as lembranças dos momentos terminais do Leon me atormentam, especialmente antes de dormir. Fui ao Google procurar o significado disso e descobri outros sintomas recorrentes, como insônia e dificuldade de pegar no sono, mas felizmente estou livre de sintomas como o esquecimento. Repetidamente, eu vejo flashes das cenas terminais: o último abraço; Leon pedindo água e sendo anestesiado com sede; a luz forte do centro cirúrgico; a troca de ventilação mecânica para o tubo de alta frequência que fazia o barulho de fusca enguiçado; o suspiro derradeiro; o cadáver no caixão. As cenas finais recorrentes me fazem pensar quanto deve ser perturbador ter uma mente obsessiva. Eu entro em guerra com esses pensamentos. Devo me proteger deles ou devo olhar para eles fixamente e chorar sem parar?

Rivotril nas noites que seguiram ao baque da manifestação da doença, bem como em noites esporádicas de angústia, foi imprescindível para me fazer dormir. *Lítio*, eu tomei de abril a outubro de 2022, depois de finalmente admitir que não suportava mais os choros descontrolados e os acessos de fúria. A médica garantiu que eu não sou bipolar e justificou a escolha do lítio, "uma dose baixa", para ajudar a regular o meu humor, "sem embotar" a minha criatividade. Com a medicação, os episódios de fúria melhoraram significativamente, mas as dores de cabeça eram tão insuportáveis que me faziam tomar uma dipirona praticamente todos os dias. Precisei interromper a medicação para poder doar a medula para o Leon e nunca mais fiz uso dela. *Zolpiden* foi receitado pela minha ginecologista em resposta às queixas de não conseguir dormir direito depois da morte do Leon. Fiquei tão, mas tão melancólica nos dez dias em que tomei o remédio, que o suspendi por conta própria e não pretendo nunca mais voltar a tomar. *Sulpirida* foi receitado por um segundo psiquiatra, com quem passei um mês antes da morte do Leon. Desde então, tomo um comprimido de 50mg por dia, uma dose baixa segundo o médico, para ajudar a controlar as oscilações de humor. Este não sei quando e se vou conseguir parar de tomar.

Quando suspendi o *zolpiden* a sensação era de que eu ia morrer. E eu queria morrer. Então, isso ajudou a parar. A experiência da imobilidade, de me sentir inerte e sem esperança só não é maior que a dor de perder o Leon. Por conta da cirurgia de retirada da vesícula, faço entrevista com o anestesista e não sei se quero que ele erre ou acerte a dose da droga. Morrer e encontrar o meu amor não é uma má ideia, é o oposto disso. Morrer e acabar com essa dor. Viver num mundo livre de sofrimento, na *"eterna paz"*, me parece uma possibilidade melhor, talvez a única. Se ele errar a dose, não vou precisar dar cabo da minha própria vida.

Pedro às vezes fala em dar cabo da própria vida. Pedro é meu único objeto de vingança possível, o espaço para eu exercitar as minhas maldades e perversões e não apenas os fetiches sexuais. Ele vai pagar o preço por eu não poder sair por aí matando os filhos de todas as pessoas do mundo para fazer o mundo inteiro entender a minha dor. Um instinto de humanidade me impede de fazer isso, mais do que as consequências que um ato tresloucado como esse poderia acarretar. No direito penal, é uma eterna discussão se a certeza da punibilidade tem o poder de coibir o cometimento de crimes. Acho que todo ser humano psicologicamente saudável tem freios ajustados para não cogitar tirar a vida de outro ser humano, a não ser que a sua própria vida esteja em perigo. Eu jamais teria o impulso de matar alguém para extravasar a minha dor, penso nisso retoricamente, uma espécie de conforto torto – não, eu não estou ficando louca; garanto que não perco mais do que alguns instantes nesses pensamentos. Quanto ao Pedro, bem, eu tenho todos os motivos do mundo para querer me vingar dele, especialmente agora que descobri que uma de suas mentiras pode ter colocado a vida do Leon em perigo.

Quando eu me consultei com a médica que faria a coleta da minha medula óssea, ela perguntou sobre a minha atividade sexual, eu falei do Pedro, e nós telefonamos para ele para nos certificar que eu era sua parceira exclusiva. Na ocasião ele afirmou que sim, mas, cerca de seis meses depois da morte de Leon, eu descobri, por uma dessas coincidências da vida, que ele já se encontrava com a mulher que agora se tornou sua namorada. Enquanto eu era obrigada a encarar o transplante de um filho e as incertezas sobre o sucesso do último recurso para tentar salvar-lhe a vida, Pedro brincava com as nossas vidas.

Revelar o nosso caso e as canalhices do Pedro à tal namorada seria mesmo uma vingança ou eu o ajudaria a terminar um relacionamento que ele mantém "por preguiça"? Por que eu sinto tanto ódio do Pedro e indiferença pelo genitor do Leon, que fez tudo que fez, ou melhor, não fez pelo nosso filho? Talvez por eu ter dados todas as chances do mundo para o Pedro? Eu acreditei nele e o perdoei diversas vezes. Perdi as contas.

Perdi as contas de quantas vezes, na UTI, eu pedi aos céus para dormir e acordar somente no dia em que o Leon estivesse curado. "Me fala o nome do paciente e a data de nascimento, por favor?", pede a técnica de enfermagem. Depois de confirmar os dados, ela enumera as medicações que serão aplicadas na veia e na sonda enteral. A cada três horas, é preciso fazer os controles da pressão arterial (quando elas falavam da "bexiguinha", Leon esticava prontamente o braço), e da temperatura (ele nunca gostou de medir a febre) e o rodízio do oxímetro nos dedões do pé (se ficar na mesmo posição por muito tempo, a luzinha vermelha desse aparelho que mede a saturação pode queimar a pele).

No reino da dor, a morte vive nos corredores cujas luzes nunca se apagam, à espreita das portas onde corpos humanos lutam para restabelecer sua saúde física e não serem levados por ela. Lá, as rotinas seguem precisão e ordem militares, e o ritmo do tempo é ditado pelo conta-gotas das bombas de infusão; um sofrimento em doses homeopáticas, um tempo dilacerante. Muitas vezes, eu acreditei que aquele sofrimento fosse pior do que a morte, mas agora eu acho que ficaria segurando a mãozinha dele em coma para todo o sempre – ter a mão dele quentinha é melhor do que ter apenas lembranças? Isso seria egoísmo? E tudo isso que direi a seguir, o que seria?

Síndrome hemolítico-urêmica (SHU), anúria, oligúria, eletrólitos, creatinina, ureia, amônia, albumina, hemangioma, coágulo, sepse, anemia, braquicardia, plaquetopenia, leucopenia, neutropenia, osteopenia, hiperamonimia, hipervolemia, encefalopatia, hepatomegalia, esplenomegalia, ascite, barriga globulosa, edemaciado, enterocolite pneumatosica, imunossupressão, macrófagos, linfócitos natural killer, ferritina, exoma, erro inato de metabolismo, bilirrubina, TGO, TGP, gama-GT, fosfatase alcalina, hepatopatia, biliopatia, fígado cirrótico, veias tortas, coronária dilatada, bronco-aspiração, sonda nasogástrica, sonda enteral, nutrição parenteral periférica (NPP), acessos, cateter central, cateter para diálise peritoneal (tencoff), cateter para hemodiálise (shilley), picc, permicath, portocath, gastrostomia, encefalograma, ressonância magnética, tomografia, ultrassonografia, raio X, prisma, plasmaferese, clorexidina, biópsia, mielograma, líquor, endoscopia, colonoscopia, broncoscopia, nível sérico de ciclosporina, nível sérico de vancomicina, profilaxia, quimioterapia, pulsoterapia, imunoterapia, antibióticos, antivirais, antifúngicos, anti-hipertensivos, antieméticos, jejum, estetoscópio, bombas de infusão, oclusão, seringa, salina, corus, PCR, sinais vitais, oxímetro, saturação, pressão arterial, febre, glicemia, frequência respiratória, frequência cardíaca, transfusão de hemácias, transfusão de plaquetas, transfusão de plasma, adenovírus, coronavírus, rotavírus, citomegalovírus (CMV), Epstein-Barr vírus (EBV), herpes-6, herpes-7, pseudomonas, klebsiella, fluconazol, micafungina, ambizome, cefalina, meropenem, teicoplanina, torgena, astreonam, bactrim, amicacina, vancomicina, pentamidina, micofenolato, dexametasona, prednisolona, hidrocortisona, etoposide, jakavi, timoglobulina, bussulfano, furazabida, ciclofosfamida, ciclosporina, tacrolimus, ganciclovir, valaciclovir, letermovir, foscarnet, rituximab, alentuzumabe, aerolin, sorcal, imunoglobulina, granuloquine, furosemida, hidralazina, atensina, aldomet, anlodipino, atenolol, captopril, clonidina, espironolactona, propranolol, carvedilol, omeprazol, domperidona, simeticona, ondasetron, emend, dramin, plazil, ômega 3, acetilcisteína, deferasirox, heparina, defibrotide, ursacol, benzoato de sódio, dipirona, benadryl, allegra, hixizine, lactulona, biozinc, addera, redoxon, simfort, probiatop, potássio, espessante, fortini, nutrini, codeína, morfina, quetamina, quetiapina, fentanil, midazolam, metadona, noradrenalina, flogo-rosa, lanolina, nistatina, interação medicamentosa, alto fluxo de oxigênio, intubação, ventilação mecânica, ventilação de alta frequência (VAF), transplante de medula óssea (TMO), redome, mucosite, diarreia, vômito, perda de cabelo, pega da medula, complicações, quimerismo, doença veno-oclusiva (DVO), doença do enxerto contra o hospedeiro (DECH), risco de infecção, cuidados paliativos, bronquiolite obliterante (BOOP), pneumonia de células gigantes, acidose respiratória, arritmia, incompatibilidade com a vida. Morte.

A equipe do TMO do Hospital Samaritano, comandada pela Dra. Adriana Seber, é famosa por nunca errar. Mas eu receio que elas erraram com o Leon. Insistiram no "antivital" e adicionaram um antiviral. Mais remédio, quando deveriam retirar remédio. O "antivital" é como eu chamo o imunossupressor, a medicação usada para evitar a rejeição do órgão transplantado, no caso dele, a medula óssea. Eu implorei para que retirassem o imunossupressor, que deixassem a medula nova (doada por mim!) trabalhar. Mas elas decidiram manter o "antivital", que enfraquece o sistema imunológico e deixa o corpo suscetível a toda sorte de infecção, e introduzir um antiviral para combater um vírus detectado no estômago. Um antiviral a ser administrado três vezes ao dia por vinte e um dias. Um remédio tão forte que precisava ser seguido por 200 ml de soro a cada dose, para não sobrecarregar os rins. *Foscarnet* o nome da droga, um dos tantos nomes complicados que aprendi, que fui ler a respeito, e que faria de tudo para esquecer, mas esses nomes foram tatuados na minha memória. Espero que à medida que o tempo passar, sem retoque, eles desbotem até desaparecerem por completo.

Cada remédio que entrou nele pelos cateteres me feriu de morte. Foram centenas de vezes. E eu negociava com as médicas os ciclos de medicação, pedia para as enfermeiras e técnicas de enfermagem "bolarem" (pularem) as doses sempre que possível, interrompi a administração das drogas para a pressão arterial quando fomos para casa – eu sentia que ele não precisava mais delas, e não precisava mesmo; talvez, se eu não tivesse suprimido os remédios de pressão, ele os usaria até a véspera da morte. Eu livrei o Leon de várias medicações, e esse orgulho vou carregar para sempre. Espero conseguir me perdoar por não ter insistido na vez derradeira. Mas, por mais que o meu instinto pedisse para suprimir o "antivital", eu me sentiria ainda pior hoje, com o adicional da culpa, caso tivesse desobedecido as médicas e chegássemos ao mesmo desfecho: a morte.

As médicas não poderiam antever a morte, nos prevenir, ao invés de assegurar que ficaria tudo bem? Repetir sem certeza de que ficaria tudo bem? Será que anos, décadas, lidando com crianças com doenças raras e perdendo cerca de 30% dos pacientes não lhes dá um respaldo para entender quais crianças perderão a vida? Ou o mistério da vida é maior do que toda a sabedoria conquistada pela ciência?

Alguns dias antes da morte do Leon, eu falei sobre eutanásia com a Dra. Márcia, a paliativista do TMO. Eu não aguentava mais. Desconfio que, àquela altura, eu quisesse acabar mais com o meu sofrimento do que com o dele, e dei voz ao impulso irracional de Medeia, libertei as forças inconscientes que governam o desejo reprimido nas mães de matar os próprios filhos. Como eram possíveis, aceitáveis, tantas complicações? Chega, basta. Eu queria ouvir: "vai ficar tudo bem, ele vai sair dessa, como fez das outras vezes". Infelizmente, não foi o que ouvi. A Dra. Adriana implorou para que eu não tomasse nenhuma atitude da qual pudesse me arrepender, acreditando que eu de fato pudesse praticar a eutanásia com as minhas próprias mãos – não a julgo, afinal, ela não me conhece; conheceu apenas um lado meu, o mais vulnerável. Mas a Dra. Márcia sabia que eu não falava sério e que eu seria incapaz de apressar a morte do meu próprio filho, mesmo se a eutanásia fosse permitida no Brasil. Ela disse que o meu "pedido de ajuda" era "um enorme gesto de amor" e que era preciso coragem para falar sobre isso. Eu obviamente me culpei, ao julgar que uma mãe ideal jamais falaria uma coisa dessas. E eu estava longe de ser a mãe ideal. De todo modo, fica a reflexão: precisamos falar sobre eutanásia, suicídio assistido e escolhas de dignidade na hora da morte.

Encontrei o livro "A morte é um dia que vale a pena viver" por acaso, na estante da minha irmã no Guarujá, na primeira semana depois da morte do Leon. O título provocativo me chamou a atenção e, quando li o nome da autora, Ana Claudia Quintana Arantes, me lembrei de a Dra. Márcia falar que elas trabalharam juntas e que a Ana Claudia é uma referência nacional em cuidados paliativos. O livro aborda o tema da finitude, que tanto nos assusta, mas alerta que o que deveria nos assustar é a possibilidade de chegarmos ao fim da vida sem tê-la vivido da maneira como gostaríamos. Fala sobre os processos de conscientização, os aprendizados, o legado, as escolhas e o direito a uma morte digna de pacientes terminais adultos. No entanto, ignora as crianças em estado terminal. Quem faz as escolhas por elas? Que legado elas deixam com as suas breves vidas? Eu acho infinitamente mais difícil aceitar a morte de crianças do que de adultos, porque nós, por mais que sejamos acometidos por uma doença grave, dolorosa e inesperada para a qual ninguém está preparado, tivemos o direito de viver, ainda que tenha sido uma vida insatisfatória e menor. Quando uma doença grave sequestra a vida de uma criança e nada que a medicina faz é capaz de salvá-la, é difícil não sentir uma profunda revolta.

Eu nunca soube o que era o luto verdadeiro. Na carne, quero dizer. Eu nunca refleti mais detidamente sobre o luto, mesmo morando no Brasil, um país onde as várias faces da violência podem transformar, com a fúria de um vendaval, a precária sensação de paz no filme de terror mais sanguinolento. Num país com média anual de cinquenta mil mortes violentas, eu sempre achei mais difícil gente como a gente, branca, de classe média, ser vítima de bala perdida numa ação policial porque a polícia não faz suas incursões truculentas nos bairros que frequentamos. Mas já cheguei a imaginar uma morte violenta (por latrocínio?) solapando a vida de algum familiar ou amigo querido, e esses pensamentos eram mais frequentes quando a Fer, minha irmã psiquiatra, trabalhava diariamente nas profundezas das periferias da região metropolitana de São Paulo. Eu acho que fazia mais recomendações a ela de se cuidar e de avisar sobre o seu paradeiro do que nossa mãe jamais o fez.

Os meus quatro avós morreram de velhice, dois deles superaram os noventa anos (Vicente e Lélia), os outros dois chegaram bem perto disso (Eutália e Edézio). Não dá para considerar uma tragédia a morte por velhice, eu encaro exatamente o contrário disso e, portanto, não considero a morte deles como perdas das quais decorreria um luto, um longo período de tristeza pela cisão permanente, pela consciência do fim das trocas de afeto físicas. Chorei as saudades deles, mas logo, quase que imediatamente, ao final do dia de suas partidas, eu já estava curada da tristeza, extasiada pela sensação reconfortante de gratidão, de missão cumprida pelas suas vidas e legados.

O primeiro luto verdadeiro que vivi foi o longo processo da doença do Leon. Num workshop sobre luto, Ana Claudia Quintana Arantes chamou a preparação para a cisão promovida pela morte de "luto antecipatório". No workshop, ela também falou sobre o luto em razão do término de um casamento ou de uma amizade, quando rompimentos são igualmente estabelecidos, dando a certeza de que uma parte de nós, costumes e práticas por vezes bastante arraigados nunca mais se repetirão – eu vivi o "luto" por ambos os fenômenos, mas, passados os baques dos rompimentos, o tempo curou a dor, e a sensação de paz de "aquilo nunca me pertenceu" logo preencheu os vazios. Numa hipotética escala do luto, o fim de uma amizade ou de um relacionamento amoroso ficariam num patamar muito abaixo do luto pela perda de um filho, sem qualquer possibilidade de comparação. Tenho medo de fazer essas comparações e parecer insensível às outras dores, mas é mais forte do que eu. A dor desses lutos é uma espécie de treinamento para a dor da perda de um filho, uma dor que me faz egoísta como jamais imaginei possível, ela me absorve por completo.

Quando eu estava no hospital com o Leon, no olho do furacão da doença, vivendo o "luto antecipatório" que no entanto era tempo de esperança por mais que a morte flertasse conosco o tempo todo, eu chorava questionando os céus: "por que comigo?". Mas concluía que nenhuma mãe de transplante

NOTAS DA MAMÃE MORRENTE

jamais poderia cogitar uma doença grave se abatendo sobre os seus filhos, nenhuma de nós poderia cogitar viver o luto verdadeiro. Ao mesmo tempo em que sinto culpa por me achar egoísta, colocar em perspectiva a doença, a morte e o luto ajudou a me tranquilizar ao longo de todo o processo e continua ajudando agora.

A dor que eu sinto hoje é "proporcional ao amor", eu aprendi no workshop. Por isso, se o luto verdadeiro dói tanto é porque eu nunca amei tanto assim, e a impossibilidade de viver esse amor causa uma dor física com a qual estou aprendendo a conviver. O luto dói para nos fazer lembrar do amor que sentíamos por quem partiu, um amor que deve voltar para nós mesmos, para honrar a história que compartilhamos nessa existência e nos impulsionar a viver da forma mais íntegra possível. Aprender a cultivar o inventário das boas memórias é experimentar um bálsamo para a dor que, se deixarmos se transformar num Deus em nossas vidas, se tornará nossa tirana e cruel ditadora.

Eu nunca vou me recuperar da morte do meu filho. Nunca vou me curar do luto pela morte porque o luto verdadeiro não é uma doença da qual eu preciso me curar. O luto é como "a travessia de um rio caudaloso" – uma das tantas imagens simbólicas que Ana Claudia brilhantemente sugere. Precisamos de amparo para a travessia, mas são poucas as mãos à disposição para ajudar a guiar "o carro do coração que ama" que corre desgovernado em função da dor do luto. Se tem uma coisa que essa difícil travessia ofereceu foi o presente de pessoas inesperadas segurando as minhas mãos. Um suporte tão comovente, que me faz prescindir das mãos que eu esperava agarrar, mas nunca estiveram ao alcance. A dor deve ser um caminho, não um lugar de permanência, é um espaço de tempo intangível

133

por onde devemos navegar para chegar onde somente o amor pode nos levar. O luto é eterno, mas a dor não precisa ser! Afinal, um amor verdadeiro não pode deixar um legado só de dor. Na luta entre o amor e a dor, precisamos ficar do lado do amor.

Leon nasceu em 4 de maio de 2020. Dois meses depois da explosão da pandemia de Covid-19. Nasceu em Poços de Caldas, interior de Minas Gerais. E foi na casa dos meus pais, em Vargem Grande do Sul, interior de São Paulo, bem na divisa dos estados, onde eu vivi com ele até completar um ano e três meses de vida. Nós vivemos o isolamento social em Vargem, no conforto de uma casa com piscina e quintal, o ar limpo e o céu estrelado do interior. Não vivi o trauma da pandemia como a grande maioria dos mortais, porque estando no puerpério, eu ficaria mais recolhida pela natureza própria desse período em que a fêmea está fundida com a cria, que precisa de cuidados e vigilância permanentes. Naquele momento, o meu maior pavor era o trauma de ter um presidente genocida em plena pandemia, acompanhando com verdadeiro horror as notícias das mortes diárias de milhares de brasileiros. Além de aguardar com certa ansiedade a chegada da vacina, para que pudéssemos voltar a uma vida no "velho normal", sem máscaras e sem medo, mas com a esperança de que o "novo normal" ajudasse a fundar um *ethos* para a humanidade com mais solidariedade e empatia e menos desigualdade.

Na casa dos meus pais, Leon aprendeu a se sentar, a comer, a engatinhar e a andar. Ele corria pelo quintal atrás das plantinhas da vovó e dava risadas ao arrancar as flores. Gostava de ficar no balanço pendurado na varanda, onde ele adorava voar "com emoção", jogando corajosamente as mãozinhas para o ar em cada vai e vem. Na rede, meu lugar preferido para amamentá-lo. Na escada, onde ele subiu pela primeira vez aos sete meses de vida incentivado por mim. Nos armários da cozinha, onde ele se arrastava pra lá e pra cá, abrindo e fechando todas as portas na velocidade da luz. Paro nas fotografias de família e quase não nos reconheço. Sinto inveja daqueles sorrisos que desconhecem o gosto acre da morte. Jamais poderíamos imaginar o que o futuro nos reservava. Pensávamos somente em coisas boas, fazíamos planos edificantes para o futuro.

Quando a vacina chegou, enfrentei a oposição dos meus pais e da madrinha do Leon, a Lúcia, e bati o pé para nos mudarmos para São Paulo, eu e ele, e começarmos a nossa vida, o nosso núcleo familiar, eu e ele. Leon iria para a creche, eu refaria a minha vida e, quem sabe, encontraria um novo amor, quem sabe até um pai para ele. O que faríamos em Vargem, eu e ele? São Paulo é que era o mundo, o meu mundo, o nosso futuro mundo, pelo menos até ele crescer um pouco mais para podermos viver metade do ano no Brasil e a outra metade na Itália, como eu sonhava. Vargem sempre foi pequena para o tamanho dos meus sonhos. No entanto, às vezes, gostaria de ser como a maioria das minhas amigas de infância, que voltaram para Vargem depois de terminarem a faculdade. Como deve ser mais simples ter as ambições delas, a fé delas, os filhos delas, os maridos delas, as preocupações delas, as ignorâncias delas. Não saber tão de perto o que é capitalismo, colapso climático, extrema-direita, Ingmar Bergman. E não falo com demérito. Me questiono mesmo se seria mais simples viver, caso eu me contentasse com o tamanho de Vargem.

Sábios ensinam que não devemos nos cobrar sobre as decisões de ontem com a consciência do agora, porque fizemos as escolhas do passado com as ferramentas que dispúnhamos no momento. Mas... eu queria ter tido mais paciência, queria não ter desgrudado do Leon por um minuto sequer, não o ter matriculado numa creche em tempo integral com apenas um ano e três meses de vida, não ter lutado pelo nosso espaço, a nossa vida em São Paulo, deveria ter me acomodado sob as asas dos meus pais no interior, apesar de não ter autonomia e de ter pouco ou nenhum horizonte de crescimento material e intelectual. Ah, se eu soubesse... se soubesse que crianças adoecem, se imaginasse que o meu filho poderia desenvolver uma doença autoimune a partir de uma infecção, eu não teria saído do quintal dos meus pais, eu o trancaria numa redoma de vidro, invocaria Hefesto ou Dédalo para construírem uma engenhoca que envolvesse o seu corpo e o protegesse em todas as nossas saídas de casa. Queria não ter ido para o interior no dia em que ele contraiu a diarreia que desencadearia todo o processo da doença. Se estivéssemos em São Paulo desde o princípio, quiçá a doença fosse diagnosticada mais cedo e, principalmente, ele não ficaria sozinho por um mês dentro de um hospital que proibia a permanência de acompanhante, como foi em Poços de Caldas. Eu queria ser mãe de um leão saudável e ficava aterrorizada em pensar como sofrem as mães de crianças com patologias sérias e definitivas, acamadas, precisando de intervenções médicas constantes. Hoje eu só queria o corpo dele em coma ao meu lado.

As pessoas me dizem com frequência "como você é forte, no seu lugar eu não aguentaria". Também falam "eu não consigo nem imaginar o que você está passando". Ou então "Deus dá as batalhas mais duras para os melhores guerreiros". E ainda "ele está melhor do que nós". Eu não sei o que sinto quando escuto essas frases comuns, clichês que lembram autoajuda barata. Não sei se chego a sentir raiva, mas por certo, também não sinto nenhuma alegria ou mesmo conforto, como esperam. Eu sei que as pessoas querem me encorajar e consolar, algumas devem mesmo me achar forte, mas não alivia a dor saber que elas não aguentariam passar pelo que estou passando. As pessoas falam por falar. Não sabem bem o que dizer. O que dizer afinal para uma mãe que perdeu o filho?

Quando a doença nos tomou de assalto, eu só pensava em perambular sem rumo pelas ruas e me jogar do alto de um precipício. Se ele tivesse morrido assim que a doença se manifestou e nós não tivéssemos vivido o luto antecipatório de um ano e sete meses de guerra contra ela, eu seria "forte" ou teria enlouquecido? O que é enlouquecer, afinal? É tirar a roupa em público, gritar em praça pública, se debater, se matar, esfaquear pessoas, atropelar pessoas, só para fazer entenderem a dor que eu sinto? Gosto quando dizem que Deus me escolheu para experimentar o que poucos experimentam na Terra: cuidar de anjos. "Leon era um anjo que veio do céu e para o céu retornou". Também gosto quando me lembram que Leon nunca se queixou dos inúmeros procedimentos invasivos a que foi submetido, ao contrário, aceitou tudo incondicionalmente e viveu feliz, mesmo sem conseguir andar ou comer, trancafiado num quarto de hospital. Gosto quando me lembram que eu testemunhei o que são resignação e resiliência de verdade. Porque até o seu último suspiro de vida consciente, numa situação de catástrofe, Leon se manteve capaz de sorrir. Graças a ele, eu me esforço para aprender o que canta Gilberto Gil: *apesar de um mal tamanho, alegrar meu coração*.

Trinta dias depois que o Leon se foi, eu pensei que voltar para a nossa casa em São Paulo me causaria uma dor adicional, que talvez eu nem conseguisse ficar sozinha ali, mas não, Leon é uma vela que nunca se apaga, independente do lugar onde eu estou, já que ele está impregnado em cada centímetro de todo e qualquer espaço. Estar nos lugares que eram seus traz uma espécie de conforto, de paz, parece que as suas células ficaram plasmadas ali, fecho os olhos e sinto a sua presença mais viva. Outras vezes, no entanto, quero fugir desses lugares para todo o sempre, estar em locais onde ele nunca pisou, inventando novas maneiras de ver e de viver. Então, paro, penso e escrevo sobre o sofrer, enquanto sofro – na esperança de que o sentimento transformado em pensamento diminua a dor: o que é viver todos os dias em luto? Será sempre assim? O que é esta vã tentativa de riscar a dor? Um dia desses, falei com uma mãe que perdeu um filho há quase vinte anos, e ela me deu a certeza de que as tentativas de riscar a dor são mesmo vãs. Disse que pensa no seu filho todo santo dia, que sorri e tem momentos de genuína alegria, mas que nunca, jamais, deixa de pensar nele, que todas as vidas seguem, as pessoas se esquecem, uns mais cedo, outros mais tarde, de quem morre, mas uma mãe não esquece jamais. É o tal aprendizado de viver uma vida nova com a marca do vazio. Estranho isso, uma marca, algo palpável, de um vazio, algo que é um nada. Essa mãe, no nosso encontro fruto do acaso, me olhou, aproximou-se num abraço silencioso, até que disse: "não vou perguntar como você está". E, então, entendi porque me incomoda tanto escutar: "como você está?" Não é raiva das pessoas que fazem a pergunta por educação ou empatia. É raiva de me ouvir respondendo "bem", quando gostaria de encurtar o assunto e não falar sobre a dor, ou dizer "mal, muito mal", ou quando gostaria de vomitar a verdade da dor que pulsa aqui dentro e me dilacera.

Nos momentos de raiva, mais dignos que os momentos de autopiedade e menos dolorosos que os de tristeza – como disse a minha irmã, ainda bem que existe a raiva para tirar a gente da tristeza –, concluí que o melhor que faço é não acreditar em Deus. Porque, se existe um Deus que "escreve certo por linhas tortas" e elege os destinos das pessoas do alto da sua sabedoria onipotente, ele escreveu esse destino para mim. Por outro lado, se existe um percurso de vidas materiais, terrenas, para onde viemos com o intuito de evoluir e de nos purificar, a minha alma pertenceria igualmente à categoria das almas desprezíveis, pois encarnou num corpo que vive as dores da perda de um filho e a purificação, portanto, está longe. Por fim, se eu acreditasse em redenção, em paraíso, num encontro de almas em outra esfera ou dimensão, eu poderia cogitar o suicídio, mirando apressar o encontro com ele num outro lugar. Ah, meu amado Leon, será que eu sou filha de Deus? Se sim, por favor, imploro que me ajude a decifrar por que Ele, ou não existe, ou, se existe, me abandonou.

140

CAPÍTULO 6
A barganha

Como voltar
depois de Ítaca
das sereias
dos ciclopes
de tanto assombro
de tanto sangue na espada?
Como voltar
se aquele que partiu
partiu-se
e voltará os fragmentos do excesso?
Não há retorno
Há outra viagem
diariamente urdida
dentro da viagem
antiga

AFFONSO ROMANO DE SANT'ANNA,
"Ulisses, o Retorno"

Por um tempo, Édipo conseguiu contornar sua profecia, mas acabou cumprindo o seu "destino": matou o pai Laio e casou-se com a mãe Jocasta, como profetizou o oráculo de Delfos no seu nascimento. É como que se a inexorabilidade da tragédia tivesse se abatido igualmente sobre o Leon: o fantasma da morte. Não importa o quanto ele se esforçasse para se livrar dela, a "profecia" sempre retornava para impor a ruína que lhe foi designada.

Leon desafiou a morte desde a concepção, afinal, foi concebido na primeira relação sexual sem preservativo que tive com o pai dele, eu, com trinta e seis anos, sem estar no meu período fértil. Depois, Leon contornou a morte em pleno nascimento, à fórceps. Aos oito meses de vida, escapou de um afogamento, quando a minha mãe pulou dentro da piscina para salvá-lo. Com um ano e meio, sobreviveu ao ataque de uma doença que corrói o sangue e os órgãos do corpo, no seu caso, os rins e o fígado, uma doença certa vez descrita como uma "floresta em chamas" por uma das médicas da equipe de oncopediatria. Aos dois anos e meio, sobreviveu a um transplante de medula óssea que teve todas as complicações possíveis. Mas a morte – seria esta a profecia? – deu mais uma volta e finalmente o venceu nas vestes de uma pneumonia de células gigantes.

Já faz uns dias que eu cheguei do Guarujá, onde alugamos um apartamento para passar o primeiro mês sem o Leon. Para todo canto que eu me viro, saltam as lembranças dele. Os brinquedos que ele mais gostava eu deixei na sala, ao lado dos livros, também cuidadosamente selecionados. Um pequeno museu para ele. Consigo ver suas mãozinhas tateando tudo com curiosidade e euforia – o tamborzinho de madeira com as bolas coloridas cujas cores ele sabia de cor desde um aninho de idade. Ele martelou tanto, que os vincos sobre a madeira estão todos ali. A mesa de atividades onde ele teimava em comer "sozinho". O canto esquerdo do sofá onde costumava passar horas recebendo pacientemente a dieta enteral pela gastrostomia. O sofá que, mesmo impermeabilizado, ficou com marcas de vômito. Ele dizia "mamã, itá". E às vezes não dava tempo de pegar o saquinho plástico de vômito e ele "itava" um pouco na roupa e no sofá e voltava a brincar quase que imediatamente. Faziam parte da nossa rotina os vômitos diários, entre outras dificuldades que, para nós, se tornaram a norma. Quando os episódios de vômito não aconteciam, nós comemorávamos com muito entusiasmo; dois dias sem vômito e com apetite eram sinais inequívocos de que ele estava se recuperando, que a vida logo voltaria ao normal. No quarto dele, o berço, mais brinquedos, o papel de parede com soldadinhos de chumbo, bicicleta, avião e cavalo. A imagem dele na cama me admirando no degrau mais alto da escada para colar os adesivos perto do teto. Ah, eu daria qualquer coisa – qualquer coisa! – para ver aquele sorriso no seu rosto novamente.

Eu ainda não tinha conseguido sair pelo bairro "pra andar à toa", como o meu pai costuma dizer. Queria comprar um chocolate recheado com conhaque na loja do lado de casa, mas não suportaria dar a notícia de que ele morreu, quando o proprietário e as vendedoras indefectivelmente me perguntassem "como está o Leon?". Saí para encontrar a Débora no dia que cheguei e cruzei com o dono do restaurante do térreo do meu prédio. "Como está o Leon?". Ele ficou pálido com a resposta: "não!". Sim, infelizmente sim, inacreditavelmente sim, insuportavelmente sim. Se eu passar pela rua de baixo, encontrarei o guardador de carros do salão de cabelereiro, aquele senhor tão simpático que brincava com o Leon nos nossos passeios diários e nas idas ao hospital. O mesmo vale para os seguranças dos prédios de luxo da Rua Bahia. Um pouco abaixo, na Rua Goiás, o dono do restaurante japonês que sempre insistia para eu levar um *misoshiro* para o Leon, porque uma vez ele estava inspirado (o fígado estava melhor?) e lambeu os beiços ao tomar um *misoshiro*. Quase de frente para esse restaurante fica a escolinha onde ele estudou por um mês, antes de conseguir vaga na creche municipal. Era agosto de 2021 e foi o mês mais feliz das nossas vidas! Passando por lá no Uber ontem à noite, eu senti uma dor física, o peito dando uma espécie de nó, e não é metafórico, senti uma torção dentro do peito mesmo, real, pungente.

Hoje, eu decidi passear, exatamente como eu fazia com ele. Precisava caminhar, gastar um pouco de energia. Depois do entardecer. Uma segunda-feira. A garantia de que a manicure da Rua Mato Grosso não está trabalhando. Que a loja e o restaurante da Avenida Angélica já fecharam. Passo na frente do parque Buenos Aires, olho lá no topo, entre as árvores, mais fisgadas no peito com os vestígios dele no parquinho onde fomos tão felizes – o nosso passado tem a dimensão redobrada de não retorno, porque os lugares nunca mais serão revisitados por nós. "Ele está morto", é esta a verdade. Sigo até o shopping Higienópolis, observo todas as farmácias da Avenida Angélica e lembro o périplo que costumava fazer quase que diariamente atrás de remédios para ele (eram tantos, quase vinte). Na esquina da Rua Pará com a Avenida Angélica, o ápice da dor: ele adorava parar nesse cruzamento para admirar o prédio da Escola Pan-Americana de Artes. Ele também pedia para ir até a padaria *Le Blé*, onde era paparicado pelos garçons, que até pizza o deixavam ver preparar. Um pouquinho do Leon pulsa em cada canto de Higienópolis.

Desde a gravidez eu não sonhava tanto como agora. Não é fácil sobreviver às noites mal dormidas do hospital, e a maioria delas eu passei em leitos assépticos dividindo a cama com o Leon neste um ano e sete meses de doença. Mesmo em casa, eu só conseguia dormir depois da 1h, quando acabava a última dieta enteral do dia, e acordava um pouco antes das 6h para preparar os remédios do jejum e instalar a primeira refeição enteral. Com essa rotina, é obvio que eu nunca me lembrava dos meus sonhos – como o tempo é abundante agora; às vezes, eu não sei o que fazer com tanto tempo.

Sonhei várias noites que o Leon ressuscitava, que eu testemunhava o milagre de ele se recuperar da pneumonia e não precisar mais de oxigênio. Sonhei com peixes voadores que carregavam vaga-lumes... eu sempre quis lhe mostrar vaga-lumes, porque esses bichinhos mágicos fizeram parte da minha infância, mas não tive a chance. O primeiro e mais bonito desses sonhos foi no dia da morte dele. Nós dois deitados numa cama enorme, dando risada e brincando debaixo de um lençol esvoaçante branco. Ele vestia uma bata branca que eu adorava e não tinha nenhum dispositivo preso ao corpo. Estava curado.

No livro "Uma Questão de Vida e de Morte", escrito pelo casal Marilyn e Irvim Yalom em revezamento de capítulos sobre as memórias do casal e a morte iminente de Marilyn, eles refletem sobre como a preocupação de *"morrer bem"* remonta aos autores gregos e romanos, como Sêneca, Epiteto e o imperador Marco Aurélio. *"Todos tentaram dar sentido a um universo em que qualquer existência individual fosse vista como uma minúscula fenda de luz entre duas eternidades de escuridão, uma antes da vida e outra depois. Aconselhando as melhores formas de viver social e racionalmente, esses filósofos não queriam que temêssemos a morte, mas que aceitássemos sua inevitabilidade no grande esquema das coisas".* Em outro trecho, falam de como os antigos egípcios julgavam a passagem da vida para a morte de modo mais dramático há mais de três mil anos: *"o coração, considerado a sede da alma, seria pesado em uma balança. Se fosse puro o suficiente e pesasse menos do que a pena da verdade, o falecido poderia entrar na vida após a morte. Mas se estivesse carregado de más ações, pesaria mais do que a pena na balança e faria com que o homem ou mulher mortos fossem devorados por um animal grotesco".*

Será que o Leon sentiu a pulsão para parar, interromper a vida? Minha terapeuta disse que não e explicou os conceitos de Eros e Tânatos, tão importantes na mitologia grega quanto na psicanálise freudiana. Para Freud, Eros é o princípio da vida e luta para manter a unidade e o equilíbrio do psiquismo; é a energia que nos motiva a crescer e nos desenvolver e nos impulsiona a buscar bem-estar e satisfação. Seu antípoda é Tânatos, o princípio da morte que luta para destruir a unidade e o equilíbrio do psiquismo e é a energia que nos motiva a nos desligarmos da vida, procurando a morte e a destruição.

Eu sempre senti pavor e claustrofobia de imaginar o meu corpo debaixo da terra sendo devorado por bichos e, por isso, desde que me conheço por gente eu digo que quero ser cremada, quando morrer. Meu filho morreu antes de mim, então, escolhi o mesmo destino para ele.

Dez dias depois da cremação, suas cinzas chegaram em casa numa urna funerária marrom de 30 cm de comprimento, 20 cm de largura e 10 cm de altura. As ilusões reduzidas a pó. Coloquei a urna no quarto dele e fiz um pequeno altar de frente para esse fragmento de realidade (é o que resta de material do Leon!) com alguns bichos de pelúcia, plantas, a imagem de Nossa Senhora Aparecida, um porta-retratos, a carta psicografada da minha avó Lélia, o abajur em formato de globo terrestre.

Eu costumo rezar na frente desse altar. Rezar para ele me ajuda a manter uma espécie de equilíbrio. Peço para ele me iluminar e não sair de perto de mim. É meu anjo. Eu o invoco para que seja o meu anjo. Ter as cinzas comigo me dá uma estranha sensação de segurança. A urna é a minha confidente. O que será de mim quando eu me desfizer dela? Quando penso que, cedo ou tarde, eu precisarei jogar as cinzas na natureza, eu me arrependo de não ter enterrado o corpo dele, ao menos assim eu saberia onde visitá-lo sempre que quisesse.

Além das cinzas, também guardo um pequeno frasco com o sangue dele. (Eu pedi o frasco para a enfermeira, numa das milhares de vezes em que colheram o seu sangue, e ela colocou sangue e um pouco de soro dentro de um frasco pequeno para não deixar o sangue coagular.) Nos primeiros dias depois da sua morte, eu ficava com esse frasquinho colado ao peito, entre o sutiã e o peito que foi dele por um ano e meio de vida, até a doença suspender a amamentação de forma abrupta.

Eu também quis cremá-lo, para transformar suas cinzas em pedra e poder carregá-la comigo para sempre e para a pedra permanecer na Terra para além de mim, quiçá de todos os humanos. Mas eu não sei se ainda quero fazê-lo – muita gente espiritualizada diz que o melhor para a sua alma é jogar as cinzas na natureza, libertar o corpo ao invés de aprisioná-lo em forma de pedra. Pretendo fazer isso, quando eu me sentir preparada. Parte das cinzas eu lançarei no mar, nos braços da minha mãe Iemanjá, o restante eu jogarei numa árvore, para ele voltar para a terra, entrar na terra, nutrir todas as coisas que crescem na terra, essas por sua vez nutrirem as coisas sucessivas, para todo o sempre, empurrando todos os seres para uma nova vida, para novas sementes brotarem.

Para toda fase da vida existe uma trilha sonora. Não é diferente para o luto. No hospital, eu me abastecia do disco "Cinco Sentidos", de Mateus Aleluia, e com ele rezava em *loop*. Suas músicas me inspiravam uma nostalgia de coisas que eu ainda não havia vivido com o Leon, abriam o portal para uma dimensão de conforto e amor. Paradoxalmente, a sua melancolia ajudava a curar a minha melancolia, e a sua força ancestral me nutria com uma força inabalável. Graças ao Mateus Aleluia, eu me encantei ainda mais pelo Candomblé e prometi visitar a cidade de Cachoeira, na Bahia, para testemunhar o milagre da cura do meu filho. Depois da morte, outras canções passaram a encarnar o espaço da utopia do reencontro, da ressignificação, do tempo da tristeza e da alegria. Seguem algumas canções da minha lista: "Esotérico", "Era Nova" e "Se Eu Quiser Falar com Deus", Gilberto Gil; "O Meu Guri" e "João e Maria", Chico Buarque; "Vida da Minha Vida", Moacyr Luz; "Ogum Pa", Amor Cinza", "Despreconceituosamente" e "Bem-te-vi", Mateus Aleluia; "Carinhoso", Pixinguinha; "Obatalá", Metá Metá; "Êh, Êh", Alcione; "Renascer das Cinzas", "Viajando", "Eterna Paz", "Depois Não Sei" e "Diacuí", Martinho da Vila; "Expressão do Teu Olhar", Candeia; "Mas Quem Disse que Eu Te Esqueço", Dona Ivone Lara; "O Sonho Não Acabou", Luiz Carlos da Vila; "O Leãozinho" e "Lua de São Jorge", Caetano Veloso"; "O Leão", Vinícius de Moraes; "AmarElo", Emicida; "Para Ver as Meninas" e "Timoneiro", Paulinho da Viola; "Na Cadência do

NOTAS DA MAMÃE MORRENTE

Samba", Novos Baianos; "Passarim", Tom Jobim; "Everything I Own", Bread; "All My Love", Led Zeppelin; "Tears in Heaven", Eric Clapton; "O Mundo é um Moinho", "Disfarça e Chora", Cartola; "Felicidade", Yamandu Costa; "Um Ser de Luz" e "Poder da Criação", João Nogueira; "Choro pro Zé", Guinga; "O Som do Meu Violino", Jorge Mautner; "Esperanças Perdidas", Os Originais do Samba; "Three Little Birds", Bob Marley; "Lua Aberta, "Roberto Ribeiro"; "Um Só Lugar", Moreno Veloso; "Volta Por Cima", Paulo Vanzolini.

Minha avó Lélia sempre contava histórias da sua irmã Marina, morta aos oito anos de idade. Numa das versões sobre a origem do meu nome, está a homenagem a essa tia-avó. Não lembro a razão do seu falecimento, acho que foi algo repentino, uma febre ou um resfriado que se agravou rápida e fatalmente. Minha bisavó Natalina também sofreu a perda de outro filho, Marizinho, aos catorze anos, este, fruto de um atropelamento por uma carroça e, por isso, alvo da ira do meu bisavô Angelim, um homem implacável, que culpou Natalina de negligência pela fatalidade. Para mim, Natalina sempre foi alguém que sofreu ao extremo, mas era quase natural, quase aceitável ela sofrer tanto assim.

Eu adorava ouvir as muitas histórias de família da minha avó, que não guardavam traço de revolta contra Angelim, ao contrário, se curvavam a ele com uma submissão inquestionável. Era natural que assim fosse, todas aquelas mulheres – esposa e seis filhas sobreviventes, depois da perda de Marina e Marizinho – obedientes à autoridade do patriarca provedor. Com o tempo, comecei a entender essa dinâmica como opres-

149

sora e a olhar para Natalina, e para suas filhas, com toda a compaixão que cabe em mim.

Hoje, refletindo sobre a dor compartilhada da perda de um filho, que suporte terá tido Natalina – ou não teve algum? Ela tinha registros fotográficos dos filhos que partiram? Que vestígios deles terá o tempo deixado em sua memória? Será que, como eu, ela fez de tudo para que não se esquecessem deles, ou também era repreendida nesse esforço de memória pelo seu marido-algoz? Será que ela se agarrava a algum objeto deles na esperança de retê-los para si?

O Leon está por todo canto em objetos espalhados pela casa, cada coisinha o materializa um pouco, não sei explicar, mas, sim, isso acontece, são objetos encantados. Toda vez que eu pego o celular ele também está ali: na tela bloqueada, na imagem de fundo, das minhas fotos preferidas dele, os olhos claros e profundos mirando os meus entre ícones de aplicativos. O *Iphone* oferece recordações diárias e vez ou outra propõe um compilado chamado "crescendo". Muitas vezes, as surpresas inesperadas me fazem chorar, mas eu não quero esquecer. Prefiro a dor do excesso de imagens (e vídeos, infelizmente menos abundantes do que eu gostaria) à da provável ausência (ou escassez) que sofreu Natalina. No entanto, às vezes me imagino vivendo o experimento do filme "Brilho Eterno de uma Mente sem Lembrança", em que uma empresa sagazmente chamada "Lacuna" recolhe objetos associados à pessoa que se deseja esquecer, cria um mapa mental dela e então, memória por memória, faz a pessoa desaparecer. Se as memórias do Leon desaparecessem, a dor da sua ausência no meu peito dilacerado seria, por consequência, exterminada! Ao fantasiar que desconheço essa dor, sinto um súbito alívio, mas isso também significa desconhecer o maior amor do mundo. E eu não quero não conhecer esse amor.

Eu estudei cuidadosamente cada objeto precioso do Leon e a pessoa a quem endereçá-lo, a intenção é que cada um desses objetos carregue um pouco do Leon e ajude a manter a sua memória viva. Mas será que usarão esses itens associando as histórias que cada objeto carrega? Eu doei o tapete colorido onde ele costumava brincar para a filha de dois aninhos do Cleiton, um dos porteiros do meu prédio. Fiquei triste por ele não prestar atenção ao meu apelo de contar para ela que aquele objeto pertenceu ao Leon e o quanto fomos felizes sobre ele. Não foi a única vez que fiquei desapontada ao doar itens saturados de lembranças dele.

Eu me sinto extraordinariamente próxima dele em cada objeto que decidi guardar para mim. A maioria das roupas eu ainda não consegui me desfazer, algumas a minha sobrinha-afilhada Tereza herdou, mas está virando mininha tão rápido, que os macacões já não lhe servem mais – e ela não usará as roupinhas de menino dele. Toda vez que a vejo vestida de Leon, o meu coração se apazigua de um jeito inexplicável. Fico feliz em saber que ela vai usar o par de havaianas dele, vai brincar com alguns brinquedos dele, especialmente os quebra-cabeças que foram a grande diversão nos seus últimos meses de vida. Mas até isso terá um prazo de validade porque ela vai crescer e vai buscar outras diversões que os brinquedos dele não poderão saciar.

Quando era criança, eu achava os filhotes de bichos as coisas mais fofas do mundo. "O cachorro podia ficar pequeninho para sempre", eu concluí na primeira troca de olhares com o filhote de cachorro que chegou para habitar a roça dos meus avós. Numa época em que os cachorros ganhavam nomes de cachorro, não me lembro quem o batizou de Paff. Eu devia ter uns seis, sete anos de idade, e Paff foi o primeiro cachorro com quem tive contato mais íntimo. Ele deixava os meus dedos vermelhos e irritados com as mordidelas que eu provocava mexendo no seu focinho molhado e rosa e rolava no chão sobre mim num movimento sem cessar, acho que ele ficaria indefinidamente naquelas brincadeiras, não competi para saber quem se cansaria primeiro, mas provavelmente seria eu. Ele corria saltitando as patas para o alto, fazia círculos em volta da gente num alvoroço irresistível e suas orelhas lânguidas que quase chegavam ao chão, o pelo liso e macio e o tamanho perfeito para o meu colo de criança me faziam questionar o porquê de nós nunca termos tido um cachorro em casa. Pouco tempo depois, ganharíamos a Mini, uma fox paulistinha ardida e travessa que não deixaria dúvidas de que os animais são seres sencientes. Desde o Paff, o pensamento sobre bichinhos fofinhos nunca crescerem sempre me acompanhou e, por ironia do destino, enquanto o mundo evolui (ou involui, depende da perspectiva), é o meu filho que permanecerá um filhote para sempre, guardado na caixinha do celular, na nuvem da Apple, nas nossas memórias. Leon-filhote poderá voar livremente para sempre, sem as pedras amarradas nos calcanhares da vida adulta e os seus compromissos, lamentos, frustrações e ego. Meu menino jamais será um ser castrado, cheio de medos e dúvidas, tampouco conhecerá a competição, a desigualdade, a inveja e todos os maus afetos cultivados na nossa sociedade.

Será que todo mundo tem (pelo menos um pouco) de medo da morte? No best-seller "Sapiens", o historiador Yuval Noah Harari demonstra que o grande motor do espírito criador humano é a consciência da morte e o desejo de produzir um legado que perdure para além dela. No livro "A negação da morte", o antropólogo Ernest Becker defende que o medo da morte *persegue o animal humano como nenhuma outra coisa; é uma das molas mestras da atividade humana*". Esta minha especulação fundada numa experiência pessoal está longe de querer exaurir as discussões sobre um tema tão filosoficamente complexo como a morte e os seus significados para as diferentes culturas humanas. Mas eu sempre observei, um tanto atônita, como nós, na periferia ocidental, e no Ocidente como um todo, tratamos a morte como um assunto tabu e nos organizamos para sermos confrontados com ela apenas quando estritamente necessário, nos esquivando de falar sobre o único tema certeiro da existência, o único que nos iguala a todos – claro, também é certo que vamos ser felizes e sofrer ao longo das nossas existências, em diferentes medidas e, como a morte, são todas conjunturas que não conseguimos precisar.

No livro "A morte é um dia que vale a pena viver", Ana Claudia Quintana Arantes faz uma afirmação óbvia que, no entanto, só se torna óbvia depois de lê-la e relê-la: *"não importa se somos covardes ou corajosos diante da morte, ela invariavelmente chegará; cabe-nos ser respeitosos com ela, para que façamos escolhas mais equilibradas ao longo da vida. É esse respeito que assegura uma experiência consciente da vida"*.

Acho que nós nunca vamos compreender a morte. Ela tem um desconhecido que nunca vai se revelar por completo. O que eu gostaria é de conseguir criar uma narrativa satisfatória sobre ela que se cristalizasse e não mudasse ao sabor do vento. No filme "Jogo de cena", de Eduardo Coutinho, Andreia Beltrão chora, ao reproduzir uma cena e não conseguir sentir a mesma fé da personagem real – eu compartilho essa dor de não ter uma fé inabalável. Acho que a fé "cega" auxilia na aceitação da morte até mesmo de um bebê. Que fé é esta que faz as pessoas terem a certeza de que ele está bem agora, "está melhor do que a gente"? Se a separação dói tanto para quem fica, por que não doeria para quem parte? Por que os pensamentos de desassossego insistem em me perseguir? Queria ter fé para viver pacificamente com a morte dentro de mim, agora cindida em dois polos opostos: enquanto um polo sente o vazio, o outro busca a esperança; enquanto um persegue um sentido para a vida, o outro aposta que o único sentido da vida é não ter sentido algum. Como eu gostaria de me reconciliar com a ideia de morte e chegar a um acordo com ela.

Se a morte é uma equação, antes dela, éramos "$x + y$", eu sendo "x" e Leon, "y", resultando um infinito de possibilidades. Com a morte dele, agora somos "$x - y$". Teria algum acréscimo nessa nova equação? Talvez o desaparecimento do medo da morte seja um acréscimo. Hoje, quando penso na morte, a ideia mágica de "juntar-me a ele" me conforta.

Na obra "O Túnel e a Luz", a psiquiatra Elisabeth Kübler-Ross afirma que as únicas pessoas honestas em relação à realidade são as crianças pequenas, os psicóticos e as pessoas à beira da morte, pois só eles são capazes de se comunicar por meio de linguagem simbólica. Independente da idade, a pessoa na iminência da morte sabe disso e a comunicará de alguma forma.

Em sua última semana de vida antes de ser intubado e morrer, Leon dizia que iria passear sozinho. Embora estivesse usando uma linguagem simbólica para, quiçá, comunicar sua morte iminente, somente agora, ao olhar retrospectivamente, essa interpretação faz sentido.

Dia de finados é feriado, e eu nunca entendi direito o porquê de um dia especial para se comemorar os mortos. Lembrar-nos deles? E nos outros dias, é possível esquecer os entes amados que não estão mais entre nós? Faz sentido, se for uma defesa psíquica para não ficar pensando o tempo todo na nossa própria finitude. O tempo deve ser mesmo o melhor aliado, o único talvez, no apaziguamento da dor da ausência que não encontra atalhos. Mas como a minha dor ainda está bem viva, é fratura exposta, ainda não pude sentir o bálsamo do tempo, como insistem em tantos. Então, não preciso (ainda?) de um dia específico para celebrar a lembrança de uma ausência amenizada pelo preenchimento de novas alegrias e significados advindos com o tempo. Ah, como eu quero acreditar no tempo-curandeiro, para deixar de morrer antes da morte. E também celebrar o meu amor que partiu, para que ele não morra depois da morte – o que me faz lembrar do filme da Pixar "A Vida é uma Festa", em que os mortos permanecem vivos do lado de lá, mas arriscam perder esta vida depois da morte, se os vivos do lado de cá deixarem de celebrar a sua memória. Por isso, viva todos os mortos, em especial os que partiram pelas atrocidades de todas as guerras!

Alguns dias depois do dia de finados, minutos antes da decolagem, eu me concentro para voltar no tempo, aperto os olhos num ríctus. Uma lágrima escorre rápida pelo rosto e explode farta sobre a blusa. Confio que as leis invisíveis da física e as leis imateriais de Deus possam me atender. De volta para a minha última vez num avião, agosto de 2021, meu último voo foi com ele, o destino, Porto Seguro, Bahia. Agora, o avião decola, eu abro os olhos devagarzinho. Não, ele não está do meu lado. É novembro de 2023, cinco meses sem ele, eu decolo sozinha para Porto Alegre, Rio Grande do Sul. Uma lágrima fica presa no canto dos olhos, enxugo com a ponta dos dedos. Será que agora, em cima das nuvens, eu estou mais perto dele? Fecho e abro os olhos repetidas vezes para distrair as lágrimas e o vejo saltando de uma nuvem para outra, rindo feito o garotinho travesso que costumava ser antes da doença. *"Would you hold my hand if I saw you in heaven?"*. Naquele voo, eu segurei forte no braço da minha mãe, como sempre faço com quem está em voos ao meu lado, porque tenho medo de avião, mas desta vez eu não sinto medo, nem mesmo no meio da maior turbulência que já senti na vida, ao contrário, sinto a adrenalina crescendo numa estranha euforia. Se o avião cair dessa vez, eu vou brincar com ele nas nuvens?

Eu achava que o Leon seria um atleta profissional. Era o que o meu instinto materno dizia. Com dois meses de vida, ele conseguiu controlar os músculos das costas e ficar sentado pela primeira vez. Também foi precoce em subir escadas e escalava as minhas pernas, o tronco e chegava até os ombros em poucos segundos. Caía e se levantava sem chorar. Com um ano, andou; com um ano e três meses, empurrou um carrinho de sorvete na praia. Com essa idade, já queria tomar banho sozinho, comer sozinho, andar nas calçadas de São Paulo sozinho. Estava quase desfraldando, quando adoeceu com apenas um ano e meio de vida. Eu pensava: "será que o meu coração vai aguentar ser mãe de um atleta?". E estremecia quando o imaginava como um nadador ou motociclista que depende de milésimos de segundo para desfrutar da glória eterna ou ser relegado ao esquecimento. "Ah, meu Deus, deixa o meu filho ser um garoto normal, se encantar por uma atividade intelectual". Esses dias, minha terapeuta chamou a atenção quando eu disse que o que mais me incomodava, ao ver o Leon acamado, era a restrição da sua autonomia. Eu, que sempre prezei por ela acima de qualquer outra coisa, que sacrifiquei muitas crenças e sonhos burgueses em nome da autonomia, sofria desmedidamente pela autonomia tolhida ao meu filho. Não fosse a surpresa da doença, a natureza do Leon seria perseguir essa autonomia a qualquer custo – é como eu sinto: ele seria exatamente como eu. Sem conseguir vencer a doença, ele preferiu ir embora, para que as limitações impostas por ela cessassem de lhe roubar a autonomia.

Eu fiz um aborto em abril de 2006, pouco antes de completar vinte e três anos de vida. Eu namorava o Domenico, éramos felizes juntos, mas eu sabia que o nosso relacionamento teria uma data para terminar e eu eventualmente colocaria um ponto final na relação, graças a uma série de incompatibilidades, especialmente por ele não cultivar nenhum interesse intelectual. Eu não pensava sempre nisso, só às vezes, porque era ótimo viver só no presente na época em que eu mais vivi no presente na minha vida – talvez por isso eu me lembre tão saudosamente daqueles anos: a fase mais feliz e interessante de todas terá sido porque eu vivi exclusivamente presente? Fora essa questão, que era só minha, e não dele, éramos jovens e inexperientes, tínhamos um sexo bom, mas não fantástico, sempre usávamos preservativo porque eu nunca quis tomar bombas de hormônios de anticoncepcional e, quando éramos pegos desprevenidos e faltava preservativo, ele sempre gozava fora. Mas, mesmo assim, acabei engravidando. E assim como na gravidez do Leon, logo nas primeiríssimas semanas, eu intuí que estava grávida, fiz o teste de farmácia e tive a confirmação por volta da quinta semana de gestação. Acho que eu conheço tão bem o meu corpo que, nas duas vezes, senti a estranheza de um corpo novo crescendo dentro do meu.

No entanto, aquela gravidez, por nenhuma fração de segundo, eu comemorei, vibrei e muito menos quis que dela nascesse um filho. Talvez porque amasse demais a minha liberdade e autonomia, naquele momento, a energia inesgotável e os sonhos imparáveis dos vinte e poucos anos. Talvez porque eu não amasse verdadeiramente o Domenico e não quisesse formar uma família com ele, acreditando que poderia viver um amor maior, com alguém com mais afinidades no futuro. Talvez porque eu soubesse que estava distante do prazo de validade gestacional e só faria sentido fazer uma pausa na minha vida dali a alguns anos. Com certeza porque eu não estava disposta a interromper a minha vida aos vinte e poucos e doá-la a um bebê pelos próximos anos.

Eu não conjecturei sobre o sexo do bebê, não me vi acarinhando ou amamentando. Nada. Para começo de conversa, eu não o chamei de bebê, mas de feto, e comecei a pensar que todo método contraceptivo é uma forma de aborto, ao impedir a formação de um feto único que adviria da combinação daquele espermatozoide com aquele óvulo, ambos perdidos para todo

NOTAS DA MAMÃE MORRENTE

o sempre na contracepção. O que eu estava prestes a fazer seria apenas uma intervenção sucessiva, em segurança e dentro da lei, porque eu vivia na Itália nesta época, onde o aborto é legalizado desde 1978 até doze semanas de gestação.

Comuniquei o Domenico sobre a gravidez e sobre a decisão de interrompê-la. Ele me pediu para repensar, que poderíamos ter o bebê, formar uma família, mas imediatamente eu me opus e ele não insistiu. Foi parceiro do começo ao fim e me acompanhou em cada etapa do processo: exames de sangue, conversa com psicóloga para falar sobre a decisão, entrevista com anestesista, procedimento de aspiração do feto realizado dentro do centro cirúrgico de um hospital de Bolonha. Duas semanas depois de saber que estava grávida, eu realizei o aborto. Na ida para o centro cirúrgico, tive uma crise de choro, mais por culpa do que por arrependimento. A culpa católica se apossou de mim naquele lapso de tempo em que soltei a mão do Domenico e fui arrastada do quarto até o centro cirúrgico onde as luzes cegam. O anestesista me fez uma pergunta, eu não entendi e não me lembro sequer se respondi. Eu soluçava muito e logo depois da picada no braço adormeci. Quando acordei no quarto, já não sentia culpa, mas a dúvida de que eles pudessem ter arrancado o meu útero ou me deixado estéril de alguma outra forma, só para punir uma jovem *extracomunitaria"* (assim são chamados pejorativamente os estrangeiros na Itália) que engravida por aí. Eu fui respeitada durante cada etapa do processo de abortamento, mas essa dúvida ecoou em mim até eu engravidar novamente – do Leon. Um eco de culpa talvez? Para além da xenofobia, o médico como um instrumento divino para me punir.

Desde que nos entendemos por gente, nós perseguimos uma jornada heroica para as nossas vidas – *"a ânsia pelo heroísmo é natural"*, segundo o antropólogo Ernest Becker. E a escolha por não ter um filho na fase inicial da vida adulta teve a ver com isso também. Ao longo dos treze anos que separam uma gravidez da outra, sempre que me lembrava desse ato do qual não me orgulho, mas tampouco me envergonho, acreditava que a escolha pelo aborto me assombraria de verdade no dia em que eu segurasse um filho nos braços. Mas isso não aconteceu. Não pensei nesse hipotético filho quando segurei Leon nos braços.

Hoje, depois de perder o filho que eu escolhi ter, me martirizo pensando que poderia ter tido aquele filho, afinal, eu sempre quis ser mãe. Quantas meninas de favela se tornam mães ainda mais precocemente, e eu, de classe média e cheia de privilégios, fechei as portas para aquela maternidade. Será que a minha felicidade estava no filho que abortei? Será que aquele filho teria manifestado a doença do Leon? Eu teria perdido aquele filho em circunstâncias parecidas? Será que eu seria mãe do Leon, se tivesse tido o filho de Domenico? Refletindo sobre isso, a morte do Leon soa como uma punição.

Da perspectiva dos fundamentalistas que querem tomar de assalto os debates públicos no Brasil e no mundo, aborto é equivalente a assassinato. Eu teria assassinado um feto e, anos mais tarde, eu perdi um filho com apenas três anos de vida – espero que essa punição seja suficiente para saciar a sede de vingança dos moralistas que condenam o aborto, mas defendem o armamento, a pena de morte e a tortura.

Do ponto de vista da saúde pública, o aborto que fiz, a escolha que fiz, teve o acolhimento de um sistema público de saúde num dos países mais centrais para o Cristianismo no mundo. Que alívio morar lá naquele momento da minha vida e não no Brasil, onde aborto é crime contra a vida. Quando fundamentalistas chamam as defensoras do aborto de "abortistas", gostaria de dizer que nenhuma de nós engravida para fazer um aborto, mas, por inúmeras razões, em alguns casos, é a única escolha possível naquele determinado momento da vida e precisa ser respeitada e feita em segurança. Marchar pela liberdade do aborto não quer dizer que ele não irá reverberar eternamente na mente das mulheres que, como eu, viram na prática a única saída. Então, deixem-nos em paz.

E por falar em deixar em paz, em seguir em paz comigo mesma, eu resolvi escrever para o Pedro.

Pedro,

Eu queria repetir "eu te amo, eu te amo, eu te amo", olhando dentro dos seus olhos. Sabe quantas vezes eu me segurei para não fazer isso? Eu queria que você fosse diferente, que não bebesse, que dissesse que me ama, que me chamasse de "amor", que você tivesse coragem para bancar a nossa relação, que construíssemos uma vida juntos, que compartilhássemos cada momento das nossas histórias. Mas você sempre ficou comigo só para satisfazer o seu ego enorme.

Se eu decidir abrir o jogo para a sua namorada e revelar todos os seus ardis e confissões de alcova, vou garantir que não nos veremos novamente, será a minha carta de alforria? Para assegurar o fim das minhas recaídas, eu preciso nos impor um fim drástico? Porque sozinha e fragilizada eu não sei se consigo fazê-lo, especialmente pelo temor de continuar vivendo sem encontrar um amor verdadeiro e correspondido.

Por outro lado, insistir no seu "amor louco" mexe com a minha cabeça de artista, é sexy, instigante, marginal. Além de me fazer permanecer perto da morte, testemunha ocular da pessoa mais autodestrutiva que eu já conheci. Talvez seja uma forma de buscar outra fonte de sofrimento, uma velha conhecida, e descansar da minha dor, a maior dor do mundo.

Se você tivesse ficado comigo, talvez eu não tivesse saído do Brasil e, portanto, não tivesse reencontrado o genitor e não tivesse engravidado do Leon. Hoje, eu não teria essa estaca fincada no peito, você tem noção que poderia ter me prevenido de viver sem conhecer uma dor de verdade?

Esses dias, você lembrou uma frase que uma amiga me disse muito tempo atrás sobre a nossa relação: "só falta uma arma na história de vocês". Ela falou isso quando eu pedi para você desistir da sua viagem a Londres, que eu não iria recebê-lo, acabando com o seu natal, como você jogou na minha cara diversas vezes.

Esses dias, você perguntou se eu viveria um relacionamento não monogâmico com você, e devolvi com outra pergunta: "você já perguntou isso para a sua outra mulher?" Você disse que nunca teve coragem. É, você não conseguiria ficar comigo porque ninguém o conhece tão profundamente quanto eu.

Caetano canta os versos perfeitos para nós: "Acho que nada restou pra guardar ou lembrar / Do muito ou pouco que houve entre você e eu".

Acabou o encanto. Acabou o feitiço. É o fim do fim. Sou uma mulher livre. Eu me compadeci dos seus medos, da sua incapacidade para externar sentimentos, da falta de habilidade para administrar o seu vício, dos seus problemas com o ego. Acreditava que podia salvá-lo até mesmo da misoginia: bastaria que você se tornasse consciente dela e do fardo que o machismo impõe na sua vida. Tinha fé que o meu amor o curaria e que, cedo ou tarde, você criaria coragem para assumir que me amava. Mas era tudo ilusão.

Eu me sinto livre por não precisar ensinar um homem a se tornar um homem. Vou me lembrar de você como o homem que me fez encarnar os papéis mais esdrúxulos que eu jamais imaginara viver: a puta, a amante, a enganada, a traída, a rejeitada, a usada. Vou sair do "fundo do poço". Afinal, como ensinou Jung, devemos fazer das nossas sombras a matéria-prima para a construção da nossa obra-prima!

Ass. Marina.

* * *

Olá, Elisa!

Ao mesmo tempo em que me sinto uma vilã de novela, vindo aqui expor a minha relação com o Pedro, é um dever de sororidade fazê-lo. Não somos ingênuas desavisadas, estar com o Pedro significa estar ciente da sua condição de alcoólatra, mentiroso e infiel, mas recentemente descobri que não existem limites para a sua amoralidade e não ficaria em paz se não jogasse toda a "merda no ventilador". Não quero rivalizar com você, disputar o amor (ou o pau) dele, ao contrário, encaro esta mensagem como um salvo-conduto para não ter recaídas nem nos meus momentos de maior vulnerabilidade.

Tive uma conturbada relação com o Pedro de pouco mais de seis anos, entre idas e vindas. Nos conhecemos em 2017, pouco depois de ele se divorciar, me mudei para Londres em 2018, mas nem assim eu consegui me livrar dele. Ele foi me encontrar em

Londres, viajamos para Veneza, onde brigamos e, mais uma vez, achei que nunca mais o encontraria.

Tentei esquecê-lo, me envolvi em outras relações e, numa dessas, tive um filho em 2020. Separada do pai dele, voltei a me encontrar com o Pedro. No final de 2021, o meu filho adoeceu e, naquele período, eu acreditava ser a sua única parceira. Ele viajou para Poços de Caldas, onde meu filho foi internado às pressas e, quando fomos transferidos para São Paulo, eu dormia com ele todas as noites em que não estava no hospital. Desde o início, portanto, ele acompanhou a gravíssima doença do meu filho e sabia que ele não podia ser exposto a agentes infecciosos. Eu acreditava que ele se resguardava e não imaginei que ele pudesse colocar a vida do meu filho em perigo – existe limite para tudo, afinal.

Em abril de 2022, nós rompemos mais uma vez e ficamos sem nos ver até agosto, quando retomamos encontros esporádicos. Eu doei a medula para o meu filho em outubro e me lembro de telefonar para o Pedro durante a consulta com a médica que extrairia a minha medula óssea e perguntar se ele mantinha outras relações sexuais sem preservativo, ao que ele respondeu negativamente. Meu filho morreu em junho de 2023. Voltei a me encontrar com o Pedro mais assiduamente dois meses depois, quando descobri que vocês estavam juntos. Foi só mais recentemente que vim a saber que a história de vocês também vem de longa data.

Eu quero esquecer que um dia o conheci. E desejo que você também consiga se libertar desse chernoboy, ou se assim preferir, que vocês sejam felizes.

Ass. Marina.

A carta para o Pedro eu nunca tive coragem de enviar. Já a da Elisa, estou pensando se faço o contrário do que aconselha todo mundo que me ama e, mais uma vez impulsiva, mando logo "essa mensagem ridícula", como disse a Mariana. "Por que se expor gratuitamente?", perguntou a Erika. Enviar a mensagem é "chutar cachorro morto", vaticinou a Débora. Eu adiei, me segurei no natal e no ano novo para não contaminar ainda mais essas datas que sempre me foram tão caras e que foram vividas pela primeira vez sem o Leon. Esperei 2024 chegar para decidir, mas sinto um palpitar no peito, quando penso em enviar a mensagem. E se o Pedro, que não tem nada a perder, quiser se vingar de volta? Será um jeito inconsciente de me colocar em perigo? Ou seria um jeito de fazer a manutenção de uma relação doente? Se ele se matar, eu vou me sentir culpada? Por outro lado, se eu decidir pelo sim, farei uma boa ação, prevenindo a Elisa de quebrar a cara em algum momento futuro. Ah, se tem uma coisa boa que o Pedro fez na vida foi me deixar com essa dúvida! A adrenalina e todas as conjecturas sobre mandar ou não mandar a mensagem me libertam do luto.

É preciso seguir adiante, não obstante todas as coisas que quebram, desaparecem e renascem. Uma certa poesia passeia em meio a tantas dores, vai preenchendo os espaços, dando ritmo às convivências, serpenteando as burocracias e os afazeres domésticos. A poesia que nasce do vazio, como a "rosa no asfalto" de Drummond. Minha terapeuta Ananda sempre chama a atenção para os meus suspiros otimistas nas nossas sessões. Esses dias, ela fez uma pergunta e eu respondi "sei lá". Ela observou que "sei lá" é melhor do que "não sei" porque "sei lá" tem um "lá" para onde eu posso caminhar, enquanto "não sei" é definitivo. Achei bonito isso. Poético. Como tantas coisas para as quais ela chama a minha atenção e que ecoam ao longo dos dias. Porque ela fala bem pouco, mas sempre de modo acolhedor e assertivo. Que sorte ter a sua escuta no momento mais delicado da minha vida, o que me lembra como os instrumentos para ressignificar as experiências negativas são diferentes para as diferentes classes sociais. O apoio da família, dos amigos, o suporte cultural e material, tudo isso interfere no pós-trauma. Minha irmã falou que a esquizofrenia, antigamente chamada de "demência precoce", é mais comum nas classes sociais marginalizadas. Mas pobre nem deve ter saúde mental, né? "Pobre por acaso tem hábito alimentar?", já questionou o Cínico-Mor, João Doria. Medo, revolta e culpa nos levam a lugares obscuros. Sempre que eu me pego pensando nos porquês, no que eu deveria ou poderia ter feito de diferente, no que eu fiz para merecer isso, acabo chegando a lugares sombrios. E mesmo quando não estou totalmente mergulhada na dor, esses pensamentos e emoções inevitavelmente acenam em algum momento do dia e eu luto para me agarrar aos sentimentos de gratidão e de amor.

No livro "Lutos finitos e infinitos", o psicanalista e professor Christian Dunker afirma que *o luto nada mais é do que um percurso de transformação do Eu, rumo à produção de um afeto normal e uma nova identificação*. No mesmo sentido, para Ana Claudia Quintana Arantes, quando uma pessoa amada morre, nós entramos numa caverna e precisamos achar a saída, ou seja, existe um trabalho ativo no processo de luto: sairemos diferentes da caverna, renasceremos para uma nova vida cujo sentido vamos construindo ao longo do percurso. Eu vou sair da caverna. Vou enxergar a luz, não obstante a ofuscação das sombras. Vou evocar o Leon nos olhos de cada criança e me alegrar por saber que ele agora vive no paraíso tão singelamente descrito por minha prima Fernanda.

CAPÍTULO 7

A aceitação

A vida é apenas uma sombra que caminha.
Um pobre ator que gagueja e vacila sua hora sobre
o palco e depois nunca mais se ouve.
É uma história contada por um idiota, cheia de
som e de fúria, significando nada.

WILLIAM SHAKESPEARE, "Macbeth"

Ao organizar um álbum com as fotografias minhas e do Leon, olhei demoradamente para cada uma das fotos que conheço de cor, afinal, vivemos juntos apenas trinta e sete meses, no intuito de encontrar nos meus ou nos seus olhos algum indício da tragédia que viveríamos. Não achei nada além de uma alegria rara e genuína. Mas, ainda refletindo sobre a nossa tragédia, acredito que houve prenúncios que eu não soube interpretar como tais, também pudera, nunca fui dada a misticismos e jamais poderia antever a tragédia. Por outro lado, a tragédia consumada, somente uma explicação de ordem sobrenatural para dar conta de seu peso. Nunca estive tão aberta a explicações de ordem espiritual como agora. Qualquer coisa para dar um sentido à tragédia – mesmo.

Hoje, parece que diversos eventos prenunciavam a brevidade do nosso encontro. Quando chegamos em casa três dias depois de um nascimento complicado que poderia ter nos ma-

169

tado a ambos, caso vivêssemos no começo do século xx, e não do xxi, senti um frio na espinha, ao descer a escada. Agarrei-o nos braços e silenciei, julgando que aquela era a estranheza das mães puérperas, ao voltarem para casa com um bebê indefeso nos braços. A Daniela, avó paterna do Leon, na última vez em que nos vimos em Pisa, um mês antes dela morrer, me olhou fundo nos olhos e, com um sorriso melancólico, demorou alguns instantes para responder porque me olhava daquele jeito: "*niente*". Nunca esqueci aquele olhar e falei dele algumas vezes. Perto da morte, saberia ela da nossa futura tragédia?

Bem antes de pensar em escrever este livro, eu escrevi outro, inédito, guardado: O "Semanário da Mamãe Nascente", um livro-guia sobre gravidez, que escrevi durante a gestação, obviamente sem suspeitar o que estava por vir. Nele, registrei os pormenores da experiência mais mágica que o meu corpo abrigou. (Não o publiquei, mas quem sabe um dia). Por que a necessidade desse registro tão detalhado? Não sei.

A fotografia na praça Benjamin Bastos, em Vargem, um dia antes de o Leon parar de fazer xixi. Ao fazer o registro, eu senti um frio na espinha, como se aquela fosse a última foto dele saudável – e foi.

Desde bem pequenino, eu o chamava de "*vida da minha vida*", repetindo o verso da música homônima de Moacyr Luz: "quem é a vida da vida da mamãe?", eu perguntava, ao que ele prontamente respondia sorrindo: "o neném". Eu nunca havia reparado que a música fala de luto: "*vida da minha vida, olha o que me restou: flores na despedida, versos de um amador... se eu fosse sabedor, deixava mais aquecida a chama que me queimou*".

O livro "Lizzy e a Nuvem", cujas lindas ilustrações me chamaram a atenção numa prateleira da livraria Martins Fontes, conta a história de Lizzy, uma menina que se encanta com um vendedor de nuvens no parque e ganha de presente uma nuvem que ela chama de Milo. Lizzy cuida de sua Milo com amor e carinho, mas, com o passar do tempo, Milo cresce e começa a provocar um caos dentro do quarto de Lizzy, até que ela entende que Milo se tornou grande demais para ficar confinada ali dentro. Lizzy liberta Milo e, sempre que olha para o céu, tenta identificá-la em meio ao mundaréu embaralhado de nuvens. Leon conhecia a história de Lizzy de cor e adorava escutá-la. Saberia ele que o livro contava a nossa história? Agora, sou eu quem olho para o céu à procura desesperada pelo meu amor.

Às vezes, eu sinto que a vida só começou de verdade a partir da minha perda para a morte. Como se nada do que eu tivesse vivido antes dela pudesse ser chamado de vida, como se antes eu me ancorasse a uma postura ingênua sobre o sentido da vida e só a partir de agora eu tivesse a capacidade de entender o que é uma dor de verdade e o que é valorizar um momento feliz de verdade. Ao mesmo tempo, tenho a sensação de que me tornei uma "café com leite", como nas brincadeiras de infância, quando chamávamos de "café com leite" as crianças pequenas ou frágeis demais para brincar com os mais velhos e que, por isso, participavam sem valer de verdade. Uma "café com leite" em reuniões de trabalho, rodas de conversa entre amigos, eventos sociais, todos me tratando com cuidado e parcimônia, sentindo pena de mim pela dor que a vida me impôs, como se, por inspirar compaixão, as pessoas não devessem mais me tratar como uma pessoa normal. Mas eu sou uma "pessoa normal" depois da experiência mais extrema que um ser humano pode viver? Ou me tornei um ratinho de laboratório, alguém que, para sempre, carregará uma marca não apenas internamente, mas estampada na cara e por isso fadada a ser alvo de cochichos "coitada, perdeu o filho". Em que medida e em que gestos, modos, falas, eu mudarei de comportamento daqui pra frente? Vou sorrir diferente, fazer amor diferente, vou meditar, virar corredora amadora ou encontrar outra atividade física para canalizar a minha energia e me devolver o máximo possível em endorfina?

O que sei, com certeza absoluta, é que deixei de temer a morte, inclusive a minha própria. Antes da minha perda para a morte, eu tinha um apego apaixonado pela vida material. Não conhecia pessoa mais grata pelo viver do que eu, e ignorava o paradoxo entre esse apego e o caráter efêmero da nossa condição que fez Camus denunciar o absurdo da existência humana no livro "O mito de Sísifo". Hedonista, esteta, cem por cento ligada ao corpo e à matéria, eu costumava "brincar com Deus", que não aceitaria viver menos de noventa anos. Nada preocupada com o mundo espiritual, eu vivia o que alguns chamam de "infância espiritual". Se eu não posso controlar o mundo de lá, de que adianta pensar sobre ele? Se existe um mundo de lá, se existe uma justiça divina, o melhor que faço é respeitar uma moral erigida no humanismo, sempre me questionando quando me distancio dessa régua moral, o que inevitavelmente acontece ao longo do dia, ao longo da vida, várias vezes. Meu pavor de religião sempre se justificou no medo de me tornar uma fanática e eu era feliz com a minha vida de agnóstica. Por respeito ao que desconheço e que pode existir, raras vezes ousei me chamar de ateia.

Muitos dizem: "Leon veio cumprir uma missão". Alguns ousam dizer: "Leon veio resgatar alguma coisa, te ensinar alguma coisa, como por exemplo o desenvolvimento espiritual".

NOTAS DA MAMÃE MORRENTE

Faz sentido pensar que o meu filho nasceu e morreu para catalisar a minha conexão com o divino? Não sei. De todo modo, os acontecimentos extremos com os quais fomos obrigados a lidar extrapolam o ordinário, são da ordem do extraordinário, e, portanto, estão acima de qualquer compreensão ou justificativa racional. Por isso, sinto-me impelida a buscar explicações religiosas e ressignificar o que vivemos: a morte do Leon me faz querer acreditar no mundo de lá com o fervor de uma fé que eu só provei na véspera da sua passagem para o mundo de lá.

Nunca estive tão aberta a crenças e explicações religiosas para os fenômenos da vida e da morte como agora, porque a mínima prova de que o mundo de lá existe nutre a esperança de que vamos nos reencontrar. Minha avó Lélia dizia que era "melhor conhecer Deus no amor do que na dor", mas acho que ela ficaria feliz por eu querer conhece-lo, ainda que na dor. Em nossa última conversa antes de ela ser internada e falecer, ela disse: "isso não é nada, é tudo ilusão", referindo-se ao natal (era véspera de natal e ela sempre amou o natal). No centro espírita que estou tentando frequentar, recebi uma carta psicografada dela, assegurando que o Leon está bem, num lugar de pura paz.

Eu nunca equiparei a transitoriedade com a eternidade como agora. Como nunca, hoje eu sei sobre altos e baixos, glórias e fracassos, sucessos e finitudes. Eu nunca imaginei que uma dor tão pujante pudesse me fazer olhar para tudo com ternura e uma consciência nova. É como se eu tivesse adquirido um senso claro da história, em que somente o essencial vale a pena. Hoje eu também me sinto irmanada na dor com pessoas de outras classes sociais e nações que têm a tragédia inscrita no DNA. E desejo, tanto quanto crer num mundo de lá de pura paz, que a paz se faça igualmente presente entre nós por aqui.

Com tudo isso, tenho tentado me permitir ser feliz novamente. E às vezes me pergunto se não deveria me sentir culpada por isso, por tentar ser feliz novamente. Na impossibilidade de compartilhar a felicidade com o Leon, eu deveria me privar dela, afugentá-la? A origem dessa culpa é psíquica, emocional ou cultural? A sociedade não pode me ver feliz, apesar da Morte? Ou sou eu que pensava assim? Peço licença a quem puder se sentir ofendido para esclarecer que a minha felicidade jamais será completa, duradoura, plena, mas será frágil, parcial, cindida. Às vezes, sinto que fazer planos para a minha vida depois da Morte é uma espécie de traição, que eu deveria estar totalmente consumida pela Morte, pelo nosso passado e pela interrupção do nosso futuro. Como se sustentar essa tristeza fosse a única atitude possível, como se a lealdade à minha dor fosse um ato de resistência à vida que há. E me surpreendo me justificando quando estou vivendo um lampejo de felicidade, como no gozo da masturbação, na dança frenética numa festa, cantando uma música com alegria, ou na situação prosaica de esbarrar em alguém na rua, me virar, abrir um sorriso ao pedir desculpas e imediatamente me repreender "eu não sou mais essa pessoa simpática". Mas eu não deixo essa rebeldia às avessas durar muito tempo: brigo com ela num gesto terapêutico instantâneo que é lembrar como o Leon amava me ver sorrindo e ficava atordoado quando me via triste. Leon nunca desejaria nada além do melhor para mim e, por isso, a minha missão agora é persistir na tentativa heroica da reconstrução.

Navegando em mares bravios, o navio de Ulisses acaba despedaçado depois de uma forte tempestade. Ele faz uma jangada com os restos da embarcação e chega até a ilha de Calipso, onde uma ninfa do mar o acolhe e acaba se apaixonando por ele. Para seduzi-lo, Calipso lhe promete a imortalidade, mas Ulisses resiste à tentação e reafirma a sua condição humana. Com exceção dos deuses, toda a natureza experimenta a continuidade dos ciclos de vida e de morte: o sono é a morte da vigília; a noite, a morte do dia; o outono e o inverno, a morte da primavera e do verão. Talvez estejamos todos mortos, confinados dentro de nós, em vida, num túmulo de carne, que é o nosso corpo... nas palavras de Eurípedes: *"quem pode dizer se vida é realmente morte ou se morte é na realidade vida?"*. No meu novo livro de cabeceira, a Bhagavad-Gita, há um verso que diz: *"não há continuidade para o inexistente e não há interrupção para o existente"*.

Um bebê, um erê, um duende, um saci, um touro, um leão, um Jasão, um Ogun, um gigante, um *flaneur*, um Buda, um bruxo, um *trickster*, um anjo, um mentor, um profeta, um menino santo, uma beleza rara, tão rara, bordado a mão, uma crisálida, um sonho, uma utopia, uma alma elevada, um espírito velho, como juraram tantos que o conheceram em carne e osso ou apenas por orações e energizações, um melodramático, quiçá um tenor ou um compositor de ópera, um brincalhão toscano, como o tio Michele, ele se divertia em debochar da gente, um mártir, suportou as piores dores de uma doença que corrói os órgãos do corpo humano, feito um *burning man*, um *pac-man*, resiliente, resignado, ávido pela vida até o fim dela, num heroísmo estoico, questionador da medicina, desafiou as mentes mais brilhantes da pediatria brasileira com um quadro clínico incompatível com os exames laboratoriais e de imagem, imperfeito demais para a ciência humana, perfeito demais para virar gente neste mundo invertido, meu pequeno Deus virou transcendência.

Leon me inspira a procurar o amor nos lugares mais insuspeitos. Leon me inspira a expandir a consciência. Leon me inspira a questionar o sentido da vida, tanto quanto a sua vida questionou a ciência. Leon me inspira a reinventar a vida com as novas regras do jogo, pois a vida é criada a cada instante. Leon hoje vive no céu junto às almas encantadas, e eu o aceito no outro mundo. A vida muitas vezes nos confronta com jogos que não podem ser vencidos com as regras previamente estabelecidas, mas não temos escolha: precisamos ir e jogar, jogar e eventualmente perder. Como diria Rocky Balboa: *"não importa o quanto você bate, é sobre o quão forte você pode ser atingido e seguir em frente"*. Só existe vida com luta, e suas dores e percalços precisam ser encarados não como um ponto de chegada, mas como um ponto de partida. Na verdade, não existe um lugar de chegada, mas uma busca constante. A busca para entender quem se é. Uma busca que exige coragem e fé em nós mesmos, uma construção trabalhosa, que envolve doses de solitude e um mergulho interior profundo. Porque todos nós temos partes que nos assustam e nos acuam. Entrar em contato com esses fragmentos e ver que ali também existe uma potência pode ser um caminho. Integrar essas partes, oferecer um acolhimento, uma negociação para cada uma delas pode ser um caminho. As feridas que carregamos da infância podem ter origem justamente no lugar onde também podemos acessar o amor. Fomos ensinados a reprimir nossas emoções, mas podemos superar os silêncios e as lacunas das nossas histórias, os nossos medos e recortes, olhando para trás, para a nossa caminhada, com os pés no presente. "O que me tornei? O que faço hoje com as experiências adquiridas?".

Nenhuma vida humana pode ser considerada perdida, se guardou em si pelo menos um daqueles momentos em que o tempo para, quando o mundo deixa de girar, os ruídos de fundo desaparecem e ficamos em estado de graça. A vida expandida é isso e não pode ser filmada nem compartilhada. Um tempo depois da morte do Leon, eu tomei uma gota de LSD e o senti em todo lugar. Leon estava em tudo. Tudo era tudo porque tudo é tudo mesmo, invisíveis partículas de átomos que moram nas estrelas e no interior celular da vida mais ínfima, a comunhão do universo. O que é a relatividade do tempo? A morte do Leon não está no passado. Ela sempre será presente para a mãe – eu. E assim será no futuro. Eu no futuro o que serei? O que farei? Onde viverei? Peregrina pelo mundo? Vou encontrar um amor? Me casar? Ter outros filhos?

Esses dias, quando eu disse para a ginecologista que não conseguiria engravidar novamente porque não descobriram se o meu gene é doente, se é o do pai dele, ou se a doença do Leon resultou do cruzamento dos nossos genes, ela falou sobre adotar um embrião. Também falou sobre o privilégio de acompanhar a finitude e me parabenizou por eu conseguir fazer isso livre do desgaste do alcance do tempo.

Separar o meu sofrimento do sofrimento do Leon: a Dra. Adriana sempre falava isso, dizia que o Leon era plenamente feliz estando do nosso lado, que todas as projeções das faltas dele eram coisas da minha cabeça, pois ele não tinha consciência de que não estava brincando ou não estava no parque. E agora? Será que ele sofre onde está? Será que sofre ao me ver sofrer? Eu agora sofro, ao pensar como ele sofreu sem poder andar ou comer, mas sei que é uma tortura vã, pois hoje ele não sofre mais por isso. Será possível transformar o sofrimento em algo que faça sentido? Na "Genealogia da Moral", Nietzsche afirma que o problema para o ser humano não é sofrer, mas sofrer sem sentido: *aquele que tem um porquê viver pode suportar quase qualquer como*. Por isso, me esforço na crença de que ele sofreu estando preso num corpo doente para purificar sua alma e/ou para nos deixar aprendizados.

Toda vez que bate o desespero, eu me convenço que não tenho o direito de "jogar a toalha", enquanto pessoas perdem suas famílias, são perseguidas, fogem de casa com o pouco que têm, atravessam o deserto do Saara, chegam ao Mar Mediterrâneo e entram em embarcações com trinta vezes a sua capacidade, sem saber se conseguirão chegar a um país xenófobo onde serão tratadas como sub-humanos. O que faz essas pessoas seguirem em frente? É só o instinto de sobrevivência? Acho que cada um encontra uma motivação pessoal para não desistir. E a busca dessa motivação, desse sentido, é que dá sentido às nossas vidas.

O psiquiatra Viktor Frankl sobreviveu a quatro campos de concentração nazistas, onde as chances de sobrevivência eram de uma em vinte e oito, e o relato da sua experiência como sobrevivente das circunstâncias mais extremas da crueldade humana é avassalador. No livro "Em Busca de Sentido", ele explica que *"a principal preocupação do homem não é obter prazer ou evitar a dor, mas sim ver um significado em sua vida. (...) Nos campos de concentração nazistas, aqueles que sabiam que havia uma tarefa esperando por eles eram os mais aptos a sobreviver. Assim, pode-se perceber que a saúde mental se baseia em um certo grau de tensão, a tensão entre o que já se conquistou e o que ainda se deve realizar, ou a distância entre o que se é e o que se deve ser. Tal tensão é inerente ao ser humano e, portanto, indispensável ao bem-estar mental. O que o homem realmente precisa não é um estado sem tensão, mas sim o esforço e a luta por um objetivo que vale a pena, uma tarefa livremente escolhida".* Frankl nos ensina que, apesar dos aspectos trágicos da vida (dor, culpa e morte), existe sempre um sentido a se descobrir e em função do qual viver, porque quando não somos mais capazes de mudar uma situação, somos desafiados a nos transformar.

"As crianças são mais fortes do que a gente imagina"; "elas dão lição na gente o tempo inteiro"; "elas não sentem como nós adultos", ouvi essas frases um sem número de vezes no hospital, referidas à resiliência das crianças doentes. Todos os trabalhadores de hospitais pediátricos são unânimes ao afirmar que é infinitamente mais fácil cuidar de pacientes pediátricos do que de adultos. Porque os adultos são profissionais das reclamações, querem saber dos efeitos colaterais de todas as medicações que muitas vezes se recusam a tomar, têm consciência da finitude. As crianças, não, elas querem brincar até quando sentem dor. Em geral, não apenas aceitam os tratamentos, mas colaboram com eles. A subjetividade do olhar infantil, desconectada da realidade cheia de razão dos adultos, as faz viver a doença com leveza e alegria.

Quando passamos na frente de um hospital pediátrico, imaginamos corredores povoados por histórias de tristeza e de dor, mas posso garantir que ali também moram a esperança e o amor. Também sentimos pena de quem trabalha com crianças gravemente enfermas, mas as pessoas que tive a honra de conhecer vinculam a sensibilidade que as distingue à força que recebem dos pequenos, mas gigantes pacientes. Para elas, a maior recompensa é aprender a dar valor às coisas que verdadeiramente importam na vida.

Epílogo

São Paulo, domingo, 17 de dezembro de 2023.

Será que eu vou fechar o ciclo do luto quando eu lançar as cinzas do Leon na natureza? Hoje é dia de travar essa batalha. Acordamos cedo, minha mãe, a Fer, o Carlão, a Tereza e eu, para abrir a urna que guarda as cinzas do Leon. Eu imaginei essa cena diversas vezes, imaginei a tristeza que me causaria entrar em contato com o que sobrou de material dele. Respiramos fundo, atentas ao desparafusar da urna pelo Carlão – que rápido! Lá dentro, um saco plástico transparente e grosso com muito pó cinza. Pesa 2 kg. Choramos em silêncio, fazemos as nossas preces. Peço para ele ter paz onde estiver. Então, abro o plástico com uma tesoura, fecho-o com um pregador, coloco-o dentro de uma sacola de papel e saímos rumo ao primeiro destino.

Quando chegamos à Igreja São Luiz, na esquina da Avenida Paulista com a Rua Bela Cintra, igreja que ele adorava porque ia com a vovó e o vovô, cada um de nós enfia a mão no saco plástico e pega um punhado de cinzas. Um coração palpitante, mas não em prantos, como imaginei que seria. Lançamos um pouco no altar e nos canteiros, no coqueiro e na fonte do lado de fora da igreja. Nunca senti aquela textura antes, as cinzas são espessas, ficam impregnadas na mão – eu gostaria de passá-las no meu rosto, como os religiosos indianos, mas seguro esse (estranho?) impulso.

Caminhamos em silêncio, sob um sol impiedoso, até o cruzamento da Avenida Angélica com a Rua Pará. Jogamos as cinzas no enorme coqueiro de frente para a Escola Pan-Americana de Artes, prédio com elevador panorâmico e estruturas de ferro coloridas que ele adorava observar. Desistimos de seguir para o parque Buenos Aires porque o sol castiga demais, especialmente a pequena Tereza.

Guarujá, segunda-feira, 25 de dezembro de 2023.

Acordamos cedo, mãe, pai, Fer, Carlão, Tereza e eu, para ir à praia de Guaíuba, onde passamos o dia numa praia lotada e barulhenta que nada lembra a calmaria do dia em que a conheci com o Leon no longínquo agosto de 2021 e onde fomos imensamente felizes. Depois do almoço e dos inúmeros banhos de mar e da ducha para refrescar, caminhamos até o final da praia, fugindo das aglomerações. Quando chegamos perto das pedras e cada um enfia a mão na sacola das cinzas, uma chuva grossa, chuva de verão, começa a cair sobre nós. Silenciosa e separadamente, cada um de nós entra no mar e lança as cinzas nas águas. Eu peço para Iemanjá cuidar dele para sempre, como num mantra. Fico impressionada como as cinzas desaparecem quase que instantaneamente no contato com as águas, afinal, *o mar não tem cabelos que a gente possa agarrar*. Pego o frasquinho com o sangue do Leon que eu ainda guardava e também o lanço no mar. Quando terminamos o nosso ritual, a chuva para.

Trancoso, sábado, 30 de dezembro de 2023.

Quando a minha irmã Mariana e meu cunhado Anderson chegam em casa do trabalho no começo da tarde, nós caminhamos até a praia dos Coqueiros. De frente para o mar, enfiamos a mão na sacola plástica e pegamos um punhado de cinzas para jogar no mar. A principal resolução de ano novo é deixar 2023 para traz e renascer para o tempo que vem. Em seguida, eu mergulho com a sacola para limpar os mínimos resíduos que possam estar ali dentro. Quero garantir que todos os restos dele virem natureza. O poeta inglês Gerard Manley Hopkins diz que *"a natureza nunca se esgota"*, pois dentro dela *"vive tudo de mais fresco e genuíno"*. Leon é natureza.

Onde você estará agora? Invisível, intangível, disperso no universo, confinado em minha memória. Eu li que as células de um feto foram encontradas no corpo de sua mãe dezoito anos depois do parto. Então, até materialmente você pode estar aqui, em alguma medida as suas células podem estar imiscuídas às minhas. Mas você inteiro, a sua consciência em formação, amadurecimento e consolidação se dissipou para sempre. De agora em diante, você é o que eu quiser que seja, o que eu acreditar que é. É. Você é a mesa do natal, o nascimento de Cristo, as brincadeiras de criança, o sal do mar, assim como a fé que não vemos, você é o amor que sentimos. Você é e está.

Hoje faz nove meses que você foi embora, e eu não podia não escrever sobre esse tempo, esse marco, esse dia. Por nove meses eu esperei a sua chegada. Nove meses da espera mais bonita da minha vida, aliás, eu nunca me senti mais bonita, mais potente, mais viva e mais feliz do que no tempo daquela espera. E isso era evidente para todo mundo que me via e ouvia: não obstante a distância do seu pai, a eclosão de uma pandemia assustadora que nos impôs o isolamento social, as incertezas do trabalho, a volta para Vargem como a escolha mais ponderada a se fazer sob aquelas circunstâncias.

Quando a minha bolsa rompeu, e eu senti que o nosso encontro se aproximava, eu só não saí gritando de alegria pela casa que alugamos em Poços de Caldas porque era madrugada. Mas isso não me impediu de correr para o quarto onde a sua avó dormia com a tia "Naná", anunciando a novidade com o entusiasmo que sempre me caracterizou: "minha bolsa estourou, minha bolsa estourou".

E o trabalho de parto dilatou a magia que nos embalou durante a gravidez, tudo em perfeita harmonia, eu suportando as contrações quase em êxtase, crente que viveria um orgasmo na fronteira entre o prazer e a dor, tamanha a euforia por estar parindo uma vida. Mas, bem na hora de você deixar o meu corpo, algo "travou". Algo também mágico, da ordem do extraordinário, prendeu você no momento exato de chegar a este mundo.

Por horas a fio eu senti as dores de uma contração ininterrupta e, mesmo a médica auscultando a barriga e se certificando de que você estava bem, eu não aguentava mais. Você então chegou, à fórceps, e não foi para os meus braços nem teve o cordão umbilical cortado somente quando a placenta parasse de pulsar, como eu esperava e sonhava. O primeiro indício de sonhos quebrados que estariam por vir? E se eu tivesse realizado o sonho de parir sozinha no meio do mato, dentro de um rio, teríamos morrido ambos e eu desconheceria os reinos trevosos do luto?

Hoje, eu completo nove meses chorando a sua partida. Digladiando com o luto dia após dia, tentando decifrá-lo, enquadrá-lo, afugentá-lo, acolhê-lo. Cada dia é um dia, cada hora, uma hora. No início, quando diziam que o tempo cura, eu custava acreditar, queria também eu morrer. Mas algo mais forte me fez e faz permanecer. Que algo é esse? Hoje eu sei que é preciso crer na transcendência para poder seguir. Também sei que você está zelando por mim. Nove meses depois da partida, a dor assentou consideravelmente, o desespero faz visitas menos frequentes, bem como o choro descontrolado e as imagens assustadoras da terminalidade. Porque você não era quem a morte levou. Você era amor e luz, a dádiva maior da minha existência que os meses, anos e dias de luto jamais conseguirão apagar. Eu deixo a dor ser o amor.

Uma das lições mais valiosas da doença e da morte é que nós, humanos, não temos nenhum controle sobre os nossos destinos, sobre o funcionamento dos nossos corpos, sobre os fenômenos da natureza. Isso não quer dizer que devemos transcurar o cuidado com os nossos corpos físico, mental e espiritual, ao contrário. Acho que essa consciência traz um dimensionamento do nosso lugar no cosmo. Nós, poeirinha cósmica vagando no universo, dotados de consciência e de criatividade, capacitados com amor e sujeitos ao imponderável. Esse paradoxo irreconciliável faz a vida não ter o menor sentido? Para mim, hoje, somente essa consciência pode nos colocar no presente com integridade e completude, e o único sentido está no amor praticado no tempo presente.

Há bilhões de anos, uma explosão colocou em movimento a vida que se molda e se transforma continuamente, ao mesmo tempo em que é a mesma vida porque se transmite por meio de corpos físicos e começa com o nascimento. O fluxo constante da existência é um devir; hoje, várias formas de vida foram extintas, enquanto outras formas surgem e se afirmam. O que será da vida amanhã? O que poderemos ser?

O nascimento e a morte são os limiares da vida, que pode ser eternizada nos fragmentos que permanecem em quem fica. A eternidade da vida é muito mais do que ir para o céu ou para o inferno, a eternidade da vida é passar para frente o que restou de quem se foi. Por isso, é preciso vivê-la. E é isso que eu pretendo fazer: viver para honrar o pedaço de mim que se foi, mas que um dia viveu no meu útero e nos meus braços e hoje habita o meu coração. Viver e agradecer a oportunidade de transformação, de revolução que a curta vida do Leon proporcionou. Porque ele emprestou a sua saúde para nos fazer refletir sobre as nossas vidas e para sermos as melhores versões de nós mesmos. Leon é a capacidade de me apropriar da minha força interior, de me conectar com a essência do que eu sou e encontrar a minha potência interior. Leon é amor, é dádiva. Leon é força vital.

Posfácio

Este posfácio pode parecer uma nova história, mas é um capítulo desta grande obra. Uma das leituras mais densas que já fiz. E era esperado que fosse, já que um desfecho comum nos une: a partida dos maiores amores de nossas vidas.

Meu nome é Karina e sou médica psiquiatra (como a Fer, irmã de Marina, que na verdade foi quem nos apresentou). Sou mãe de 3 filhos. Arthur, meu primogênito, faleceu aos 2 anos, 3 meses e 7 dias, em 06 de dezembro de 2017.

Marina inicialmente me pediu para escrever o prefácio, já que seria um livro sobre luto materno. Mas depois de tudo que eu e você lemos aqui, fez mais sentido a escrita deste posfácio. E tive a feliz sorte de ser uma das primeiras a ler: a vida de Leon pelos olhos de Marina e a vida de Marina engrandecida pela chegada de Leon.

Leon grande Leão e Arthur, grande Urso. Dois "bichos" fortes. Marina e Karina. Duas mães em suas primeiras viagens. Cada uma dentro do seu entendimento sobre a vida e a morte. Neste livro que é sobre o luto dela, Marina usa a palavra morte 140 vezes, mas a palavra vida aparece 228 vezes.

Nas semelhanças, nossos filhos foram meninos que nasceram mostrando a que vinham, dando sinais de que não seriam como quaisquer outras crianças. Um sonho. Prodígios. Suscitando orgulho e romantização da saúde que vendiam. Andaram e falaram precocemente, num desenvolvimento acelerado, como a flor que desabrocha em câmera rápida.

Mas é interessante como, em determinado momento do adoecimento, eles entraram em câmera lenta, desacelerando, pausando cada segundo vivido, nos permitindo compreender o tempo como só as mães de UTI são capazes de entender.

O segundo presente. Aprendemos a sentir e ativar nossos sentidos de uma maneira única: cada barulho da máquina, cada bipe novo, os bipes longos, os bipes curtos, os bipes de "entupimento", a respiração pausada, outra forçada, a tosse, os pingos do soro, os nomes de remédios, os choros das infusões, e cada detalhe apreendido naquelas horas, dias, meses e as vezes até anos. Permitindo que possamos descobrir cada pedacinho daquele nosso filho, da inserção do cabelo na fronte, da localização da pele da unha, do formato dos dedos, de onde começam e terminam os pelos da sobrancelha. E aquela janela. O exterior. A depender do momento, trazia respostas ambivalentes, em alguns, nada mais era que apenas uma rua, cinza, cheias de prédios; em outros, um respiro diante de tantas sensações internas ensandecedoras.

Na única conversa que tivemos até hoje, Marina me contou sobre Leon, o "2º transplante de medula de LHH adquirida", realizado no hospital Samaritano da equipe da Dra. Adriana Seber. Foi neste momento que descobri que o Arthur tinha sido o 1º em 2017. Nunca perguntei à equipe sobre as experiências anteriores com outras crianças, nunca me atentei a detalhes das questões médicas como Marina se atentou. Sou médica e isso faria de mim "conhecedora" de tantas informações. Mas no adoecimento do meu filho, que é similar ao do Leon, quando ele teve a SHU no Hospital Sabará, eu fui confortada através da voz de uma mulher na UTI, que disse: "vai ficar tudo bem". Eu aceitei. Posso ter alucinado, dissociado, ou talvez até ouvido mesmo, mas eu simplesmente acreditei. Sabia na época que a LHH não tinha muitos estudos, a adquirida menos ainda. E hoje sei que segue sendo doença rara. Quando a doença é muito extraordinária, ela tem poucos estudos e por isso, pouca literatura.

Marina foi atriz principal e coadjuvante nesta luta de mãe solo. Eu contei e conto com meu marido, que segue ao meu lado. Mas verdade seja dita: muitos casais se desfazem nestas situações. Eu me automediquei, chegando a doses máximas das medicações, que não deram nenhum sinal em meu cérebro sensorial. Percebi que não seria possível modificar minhas sinapses quimicamente e busquei minha psicóloga (psicanalista que segue ao meu lado até hoje).

Não dei o último banho do Arthur, e invejei Marina enquanto lia. Sei que muitas mães enlutadas vão invejar a experiência alheia, no sentido puro e simples da representação desta emoção: o desejo de ter vivido o que ela viveu. Por sua vez, Arthur teve o tal cateter "port-a-cath" colocado nas primeiras cirurgias, com o qual pude dar muitos banhos, mas talvez venha dele a bactéria ultra resistente que o levou. Talvez. Vamos viver nos nossos questionamentos.

Acredito que, no fundo, todas nós desejamos mais um sopro, um milésimo de segundo do nosso filho na vida ou na despedida.

Arthur foi cremado, e suas cinzas foram levadas até uma capela isolada no meio do mar em Angra dos Reis. Moro de frente para a praia e poderia encostar na água diariamente se quisesse. Minha origem é budista, mas sigo hoje outra crença e fé. Entendo que Arthur está em mim, em cada pensamento, em cada ação, em cada palavra... Vivo.

Há muitos séculos, seres humanos buscam em outras histórias encontrar estratégias e forças para vencer as próprias lutas. É assim. E acredito que este livro vai ser o primeiro de muitos outros a emocionar tantos pais, mães e familiares enlutados.

Somos diferentes por uma letra no nome e discordamos na visão política, mas concordamos sobre a liberdade de cada corpo, mente e coração. Somos pessoas diferentes. Assim como os leitores que virão a seguir.

Eu morro e vivo todos os dias pela morte do meu filho, sempre levando em consideração a gratidão da dádiva do verdadeiro amor. O luto de uma vida não vivida não finda nunca, mas Arthur é a vida que me faltava.

Marina é sofrimento por trazer emoções de uma mãe solo partida, mas é acalento e beleza nas palavras puras e nas lutas individuais.

Para cada mãe, pai ou familiar que sentiu o mesmo amor que Marina descreveu, viva a vida. Nomeie um novo sentimento como sendo a força necessária para vivê-la. E entenda, você já conhece esse nome.

KARINA BARRADAS, médica psiquiatra.

Esta obra foi composta em Minion Pro e impressa em papel pólen
natural 80 g/m² para a Editora Reformatório em abril de 2025.

Impressão e Acabamento | Gráfica Viena
Todo papel desta obra possui certificação FSC® do fabricante.
Produzido conforme melhores práticas de gestão ambiental (ISO 14001)
www.graficaviena.com.br